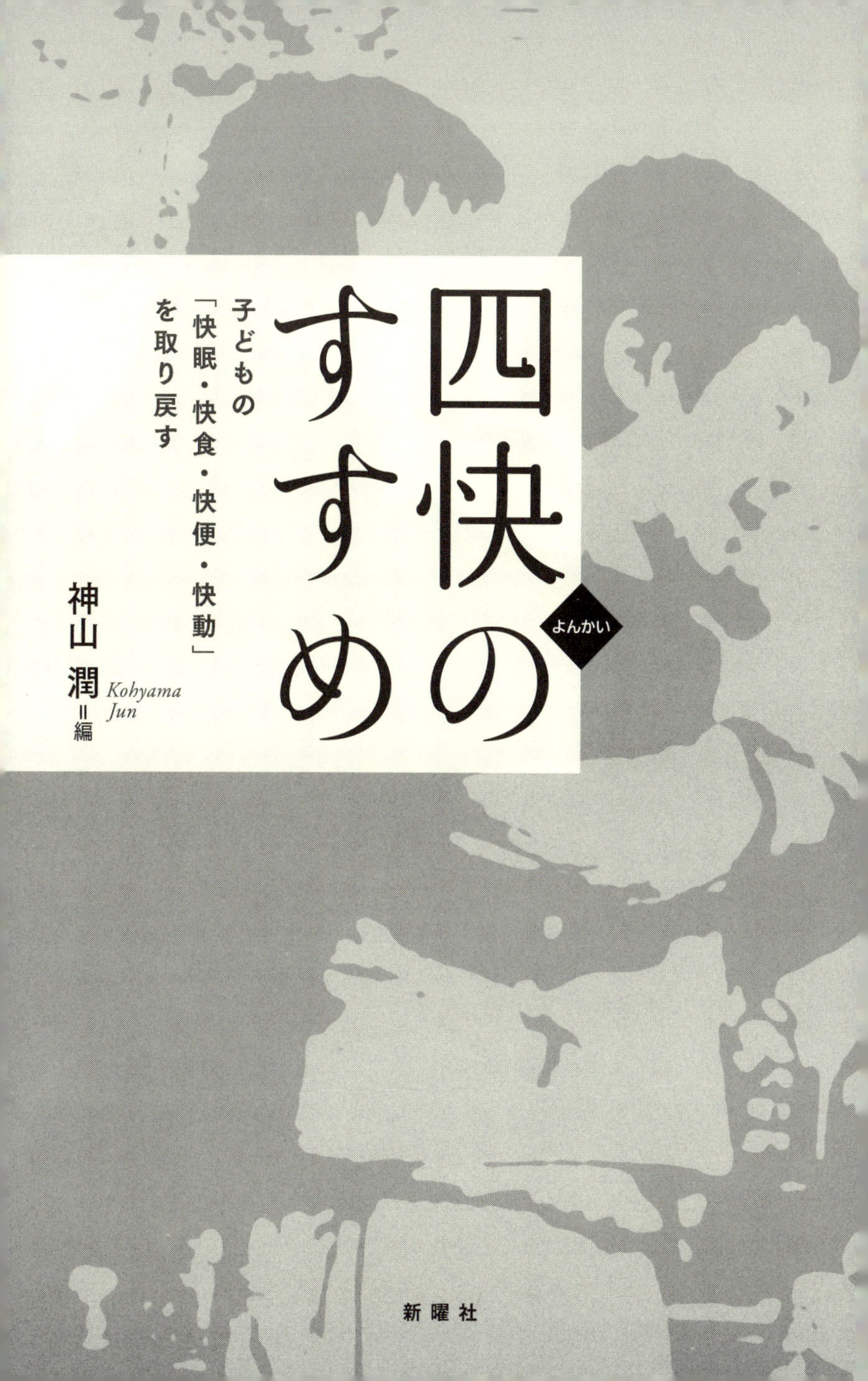

四快《よんかい》のすすめ

子どもの「快眠・快食・快便・快動」を取り戻す

神山潤＝編
Kohyama Jun

新曜社

四快《よんかい》のすすめ・もくじ

第2の快〈快食編その1〉

食習慣からみた子どもたち……井出留美

第 *2* の快〈快食編その2〉

学校給食からみた子どもたち……宮島則子

第4の快〈快動編〉

親子の快〈連結編〉

親が変わるための処方箋　……　瀧井宏臣

装幀　臼井新太郎

プロローグ　ヒトは動物——四快（眠食便動）を求めて

ヒトは寝て食べて出すことで、十二分な活動ができるようプログラムされている昼行性の動物だ。言い換えるならば、眠食便動がヒトという動物の基本的行動パターンだ。しかしいま、あまりにこれらのことがおろそかにされすぎてはいないだろうか？　身体はいちばん身近な自然であるにもかかわらず、その認識がなく、理屈で身体を支配しようとしている現代人の思考パターンに、子どもたちも完全に毒されている。動物の基本は快を求めること。にもかかわらず、快であろうと不快であろうと、身体の感覚にあまりに無頓着な現代人。限界まで身体を酷使したあげくに、身体も頭も機能が停止し、死を選んだ結果が、年三万人を超える自殺者をここ一三年も維持している現代日本なのではないだろうか。

「あなたは気持ちいいことしてますか？」いい結果は気持ちよく仕事ができたときにもたらされることが多いのではないだろうか。No pain, no gain（苦労なくして、得られるものはない）とストイックに自らを追い込んでみたとしても、ヒトはしょせんは動物。いまこそ自らの感覚、身体の声に敏感になり、もっと自信をもってさまざまな快を求めてはどうだろう。

タリーズコーヒージャパン創業者の松田公太氏はNo pain, no gainの段階を突き抜けるとNo fun, no gain（楽しみなくして、得るものはなし）の境地に達する、という。これは「ヒトは動物」、を基本にすえた本書の主張とは若干異なるかもしれないが、No pain, no gainとは明らかに異なり、本書の主張との共通点も多いと感じている。本書の主張は、「Best performanceの大前提は快眠、快食、快便、快動」だ。このことはきちんと子どもたちに伝えなければならない。これは大人の義務だ。

本書では四つの快＝四快《よんかい》（快眠、快食、快便、快動）を得るためのヒントを提供したい。まずは四快の事始め編から始める。

事始め快眠編

筆者は学生時代から「睡眠」に興味をもち、医学部を卒業して小児科医となったあとも「睡眠」を勉強していた。その過程で基礎的な動物実験にもかかわり、海外での研究機会も得た。一九九八年一月に帰国したが、「睡眠」の基礎研究を行うには実験設備等資金面でのハードルが高かった。当時筆者が所属する大学を受診される「睡眠」関連の患者さんの病名の多くは睡眠時無呼吸であった。折しも世界各国で小児の睡眠時無呼吸の頻度調査がさかんに行われていた。そこで本邦での頻度調査を思いたった。

幸い東京都練馬区の保健センターと保健所につてがあり、練馬区の乳幼児健診で睡眠時無呼吸に関する質問や、就床時刻、起床時刻、家族構成や眠りについての考え方などを尋ねるアンケート調査ができることとなった。そして一九九九年、一歳六カ月健診、三歳児健診時に調査が行われ、六五〇名近くの方から調査票を回収することができた。睡眠時無呼吸の可能性が高い患者さんは予想どおり一％ほどいたが、確認するためには入院してもらい検査をさせていただく必要がある。しかしそのときの調査は無記名であり、ただちに検査をお願いすることはできず、アンケート調査の限界を感じた。

一方で、大いに驚くべき事実も目の前に突きつけられた。就床時刻午前三時、起床時刻午後一時、自由記載欄には「子どもの眠りについては何も心配することがありません」とわざわざ記載のある調査票だ。さらに就床時刻が〇時以降の子どもたちが一四名（二・二％）、就床時刻午後一〇時以降の子どもたちは約四三％を占めていることもわかった。漠然と子どもたちは九時前には寝ている、と思っていた筆者にとっては思いがけない結果であった。

筆者の関心は一気に子どもたちの夜ふかしに向かった。現状確認目的で、他所での調査が必要と考えた。以前筆者が市立病院に勤務していた関係で面識もあった埼玉県草加市にお願いをして、三歳児健診に際して同じ調査票の配布をお願いした。その結果、一九九九年から二〇〇〇年にかけて一一〇〇枚を越える調査票を回収することができた。就床時刻が遅い子どもたちの割合はさらに増え、〇時以降は三・五％、午後一〇時以降は四九・六％であった。約半数の三歳児は午後一〇時を過ぎても起きていたわけだ。そこでこの点に関する学会発表や論文発表をするようになり、同じようなことを感じている仲間と知り合い、これが二〇〇二年四月の「子どもの早起きをすすめる会」のホームページの開設へと結びついた。

事始め快食編

井出留美氏と実際にお目にかかったのは二〇〇九年五月が最初で、井出氏の当時勤めていた会社（日本ケロッグ）の広報紙の取材であった。しかしそれ以前に、小生は井出氏に直接アタックをしていた。

二〇〇七年だっただろうか、シリアルによるダイエットを提案しているテレビCMで、ダイエットのために「寝る」ことを「食」と「運動」に加えて主張していることを知ったときだ。いまでこそ多少は知られてきている「寝ないと太る」ことがさりげなくテレビのCMに流れていたのだ。耳を疑った。思わず日本ケロッグの広報にメールをし、井出氏から返事をいただいた。女子栄養大で研究をし、このダイエットプログラムの結果は国際学会で報告予定、と返事にあった。

宮島則子氏との出会いは、二〇〇七年度に発足した荒川区教育委員会「早寝・早起き・朝ごはん」推進会議だ。二〇〇八年の二～三月に三回行われた会議の座長を筆者が引き受け、その会議に当時荒川区立ひぐらし小学校に勤務なさっていた宮島氏が高橋喜信校長とともに参加していた。宮島氏と高橋校長はこの会議での筆者の講演内容に賛同、早速に事業展開をしてくださった、と聞いている。

なお会議自体は官僚主導のとんでもないものであった。一度目は顔合わせ、二度目は小生の講演、三度目はまとめであったが、三度目には「食」の充実という観点で、なんと荒川区内の居酒屋メニューを紹介したあと、前回会議を欠席し、小生の話を聞いていない官僚が、座長を無視して会のまとめを始めた。まったく意味不明の官僚用語を連ねるのみの「まとめ」に、座長でありながら激怒してしまった。その後荒川区からの連絡は皆無、荒川区では小生の名前は禁句となったと、宮島氏から聞いている。

しかし二〇〇八年六月、二〇〇九年三月と宮島氏が小生をひぐらし小学校の講演に呼んでくださり、二〇〇九年一一月には他の荒川区立小学校で講演する機会も頂戴した。なお高橋校長は二〇〇九年に急逝なさった。ご冥福を祈りたい。

事始め快便編

うんち王子こと加藤篤氏との出会いは、二〇〇九年三月二六日の東京都教育庁主催「子どもの生活習慣確立東京都協議会」総会。グループディスカッションの場に偶然に居合わせた、神山、加藤氏と女性三名（ファーストフード店の食育担当、保健所関係、幼稚園関連）の計五人が、トイレ談義で盛り上がった。

実は主催者から与えられていたテーマは生活習慣。しかし自己紹介の際の加藤氏の「日本トイレ研究所の加藤です」に神山が「なんでトイレ？」とからみ、トイレ談義の口火が切られた。加藤氏の「ある自治体で公衆トイレの使用状況を調べたら、公衆トイレ利用者のうち女性の利用は三％に過ぎない」、「公衆トイレだけではなく、学校のトイレが汚い」、との発言に、「小さいころから公衆トイレは使ってはいけないと教えられていた」と女性たちが受けた。ところが幼稚園関係の方の「子ども相手にうんちの話をするのは抵抗がある。子どもたちはきっとみんなでうんちうんちとはやしたてる」との発言に神山、加藤氏が猛反発、「フランクにうんちの話をしよう」「行儀のよい、建前だけの食育では何にも伝わらない」「うんちっち！のうた、はやらせよう」と盛り上がってしまった。

その後、加藤氏が日本トイレ研究所ホームページ掲載記事のために筆者を取材してくださり、交流が始まった。

事始め快動編

瀧井宏臣氏との出会いは彼の著書『こどもたちのライフハザード』（岩波書店）の取材の過程だ。大学の外来の狭い部屋で彼と初めて会った日のことはなぜかよく覚えている。彼一流の話術で筆者は挑発され、彼の言う「神山は怒っている」状態を何度か曝け出してしまった。ただその後はいつも穏やかに酒席で杯を重ねる二人であると思う。

その席にいつしか欠かせなくなったのが中村和彦氏だ。多岐にわたるエネルギッシュな仕事内容とはうらはらに、いつも穏やかでダンディーな中村氏の声かけで、三人で行った最初のイベントは二〇〇七年六月二四日の第一三回スポーツ少年団指導者全国研究大会分科会「今日の子どものライフスタイルとスポーツ」。この企画は好評で翌年には特別講演に昇格、スポーツ少年団の指導者の皆さん三六〇名を前に「子どものライフハザード」をテーマに中村氏、瀧井氏、それに神山が鼎談《ていだん》した。その後も三人のイベントは二〇〇九年一月の南アルプス市保育所（園）保護者会研修会、六月の子どもの早起きをすすめる会七周年記念シンポジウム、九月の深谷市立幼稚園保護者向けのシンポジウムと続いた。

四快（眠食便動）を求めて

二〇〇九年六月に、瀧井氏、中村氏、神山が集った子どもの早起きをすすめる会のシンポジウムに加藤氏が聴衆として参加、シンポジウム後の意見交換会で意気投合、七月には井出氏、宮島氏も合流した。そして二〇一〇年三月。中村氏が大会長を務める日本発育発達学会第八回大会でシンポジウム「子どものライフハザード～睡眠・食事・排泄～」が座長瀧井氏、シンポジスト、神山・井出氏・加藤氏、指定討論者宮島氏という構成で行われた。抄録に曰く、

子どものからだの問題は、運動のみならず、食や睡眠や排泄など生活習慣全般にわたっています。各分

野の第一人者から、今日の子どもの生活習慣に関する状況や「食・睡眠・排泄」の重要性に関してお話しいただきます。

二〇一二年一二月開催予定の日本子ども健康科学会でもこれら仲間の参集を企画中だ。

異分野（眠食便動）、異業種（医師・学校教員・民間企業・NPO・大学教員・ルポライター）のユニットわれわれ六人は、ユニットの名前を「子どもの未来を考える——カッサンドラの会」とした。カッサンドラとは、ギリシャ神話に出てくるトロイ王女の名。トロイはギリシャと一〇年越しの戦争を繰り広げたが、最後はギリシャの勇将オデッセウスが巨大な木馬に五〇人の兵士を忍ばせて内外から攻め、ついにトロイを滅ぼした。有名なトロイの木馬の物語である。このとき、カッサンドラはトロイ滅亡の危機を察知し、木馬を城内に入れてはならぬと訴えたが、誰も言うことを聞かず、トロイは滅亡した。

このカッサンドラについて記した作家・塩野七生の文章に触発され、神山は自らの著書『「夜ふかし」の脳科学——子どもの心と体を壊すもの』（中公新書ラクレ）「おわりに」で次のように述べた。

『文藝春秋』二〇〇五年八三巻三号に塩野七生氏の「カッサンドラになる覚悟」と題した文章がある。カッサンドラはトロイの王女カッサンドラに由来する呼称で、「現状の問題点を指摘し対策の必要性を訴えながらも、為政者からは無視されてきた人」を指すという。そして、しばしば手段の目的化に陥りがちな各種審議会や委員会に臨む有識者は、「カッサンドラ」になる覚悟で臨むのが本筋ではないか、と提起している。

現在の日本で「早起き・早寝・朝ごはん」を主張することは、あまりに現実とのギャップが大きいことは、私は百も承知である。選択肢は二つ。残業が美徳である現状との整合性を図るか、はたまた生物としての原則をとるか、である。

私の選択は明らかである。少子の今日こそ、子どもたちの心身の健全育成はこれまで以上に強調されるべきで、あえて私は「カッサンドラ」になる覚悟でいる。生物学的根拠を背景に、子どもたちが「早起き・早寝・朝ごはん」を実践できる環境を早急に整備する必要がある。その実践はあらゆるレベルで、すなわち家庭で、職場で、地域で、いつでも可能である。

わずかな一歩が「社会通念」を変える第一歩となる。わかってはいるけど……、マッいいか、では社会通念は変わらない。子どもたちの目線に立ってぜひとも今私たちがどっぷりと浸かってしまっている「社会通念」を見直してほしい。

われわれはカッサンドラの悲劇的な運命をたどることのないよう、自戒の念を込めてこの集まりをあえてカッサンドラの会と称すことにした。

いまわれわれは走っている。応援歌は、サラ・ブライトマンの唄う Running。『木星（ジュピター）』（ホルストの組曲「惑星」から）の壮大なメロディーを背に受け、私たちは「ヒトは寝て食べて出してはじめて活動できる動物に過ぎない」ことをきちんと自覚した社会の実現を目指して、走り続ける。以下は Running の一節。

This is me and you.
And we are running to change the world where hope is shining through.
Gaia's green and blue.
And we are running to save the world that we're about to lose.

さあ、本書をきっかけにあなたも一緒に走ろうではありませんか！

神山　潤

第1の快 眠りからみた子どもたち

神山　潤

はじめに――眠りを大切にする社会に向けて

筆者が仲間とともに子どもの早起きをすすめる会のホームページ（http://www.hayaoki.jp）を立ち上げたのが、二〇〇二年四月。設立趣旨には以下のようにある。


子どもは「早起き」して、日中「きちんと覚醒して、活発に活動すること」により、健全な脳の発達が促されます。子どもたちの表情も家族の表情もみるみる明るくなります。

しかし、ふとあたりを見回すと、なんと今の日本の子どもたちは眠りにくい環境にいるのでしょうか。

そして、子どもたちの睡眠覚醒リズムに関する研究から、「このままでは日本の将来は大変なことになる‼」という思いに至り、この会を発足させました。（中略）

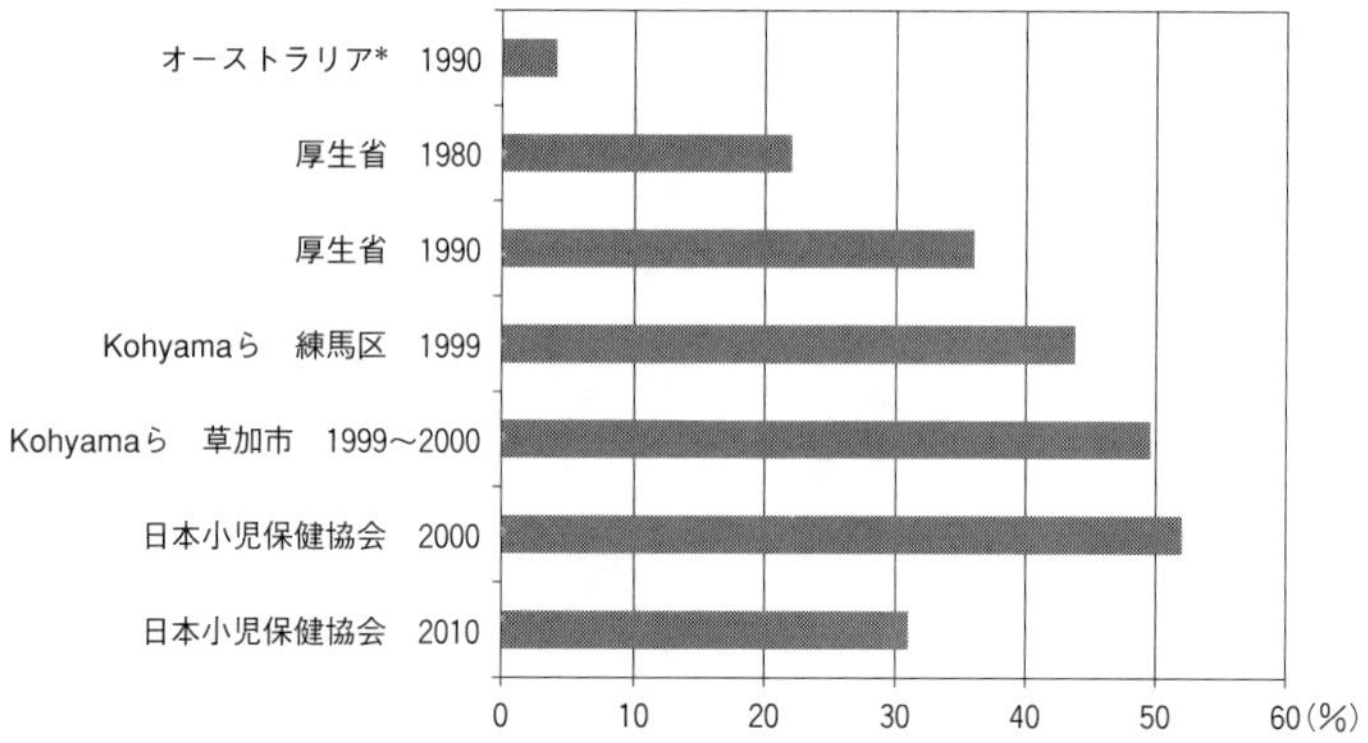

図1－1　夜10時以降に就床する3歳児の割合（* Armstrong et al.）

　私たちは、発達神経科学を基礎に「子どもの早起き」をすすめます。

　そして、現在の日本の子どもたちの睡眠覚醒リズムに焦点をあて、子どもたちをとりまく生活環境を改善するために意見交換と情報提供をしていくことを目的とします。


以来、ホームページを介した情報提供、講演会活動のほか、八回のシンポジウム、二回の早起きコーディネーター養成講習会を開催してきた。この間、文部科学省は「早寝早起き朝ごはん」運動を開始、東京都をはじめとする自治体もさまざまに「生活習慣改善プロジェクト」を立ち上げ、「早寝早起き朝ごはん」の知名度は全国規模となった。ちなみに東京都のキャッチフレーズは筆者らの思いを入れて「そうだ、やっぱり早起き・早寝！」にしていただいた。

　では子どもたちの実情は改善されたのであろうか？　系統だった調査はないので、さまざまな調査結果をもとに推測するしかない。たとえば三歳児の就床時刻を見てみよう（図1－1）。たしかに一時よりは多少改善に向かったかもしれな

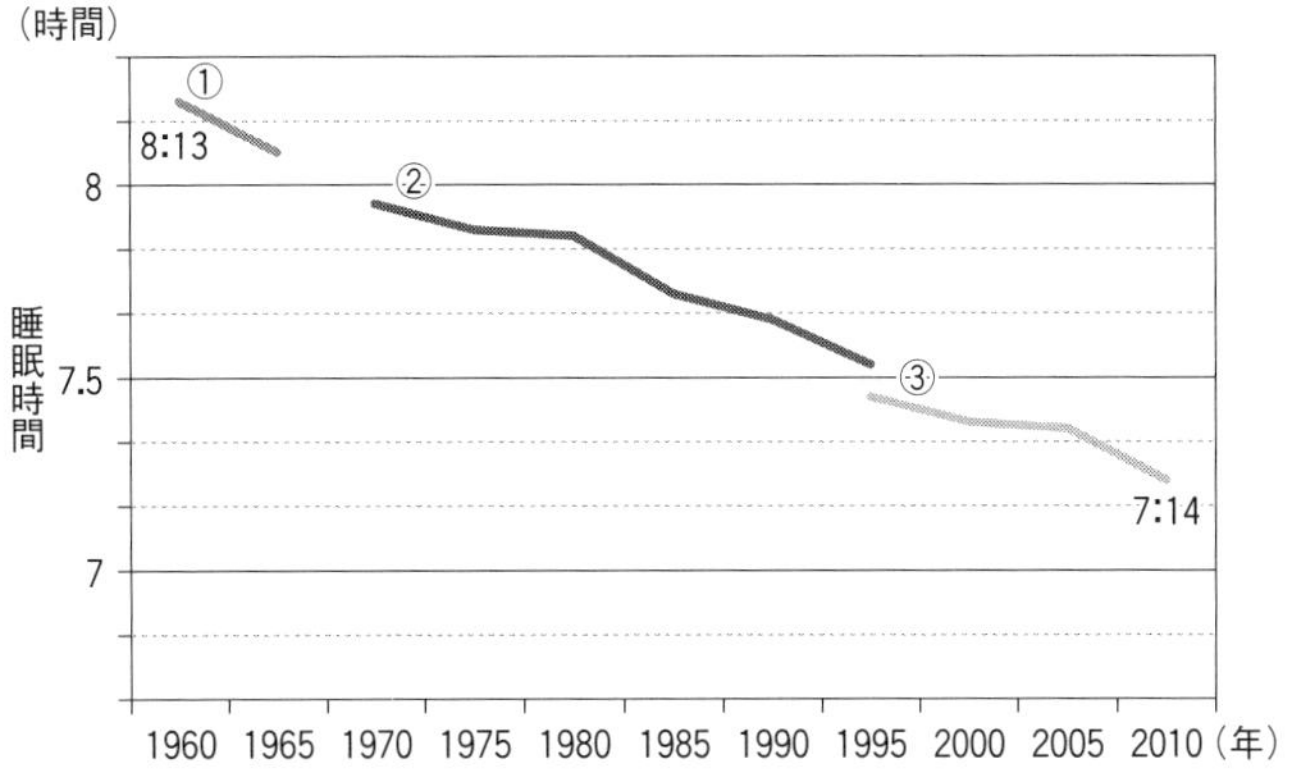

図1-2　日本人の平日睡眠時間の推移（「国民生活時間調査」（日本人の生活時間・2005／2010）ＮＨＫ放送文化研究所，より筆者作成。対象は10歳以上。①，②，③はデータの取り方が違っている）

い。しかし一九九〇年のオーストラリアでは二二時以降に就床する三歳児は四・一％だ。日本での一九八〇年、一九九〇年の値からして問題視すべきかもしれない。

一方、大人の眠りに対する理解は相変わらず十分ではない。日本人の睡眠時間は過去五〇年間で五九分減り（図1-2）、いまや日本は世界有数の短時間睡眠国（図1-3）となった。背景には、日本は世界で唯一、週に五〇時間以上労働する就業者比率が二五％を超えている残業立国という事実がある。では眠りを削って残業をしたその甲斐はあるのだろうか？　残念ながら日本の労働生産性はＯＥＣＤ（経済協力開発機構）加盟三四カ国の平均以下、先進国の中では最下位だ。これらの現状はあまりに寂しい。一生懸命努力をしている気にはなっているのであろうが、実際には睡眠不足で心身の充実はならず、がんばりが空回りしているわけだ。結局は眠りを大切にしていないことによるツケを払わされているのであろう。私どもの活動の趣旨「眠りをおろそかにしないで！」が十分に広まっているかについては、まだまだ大

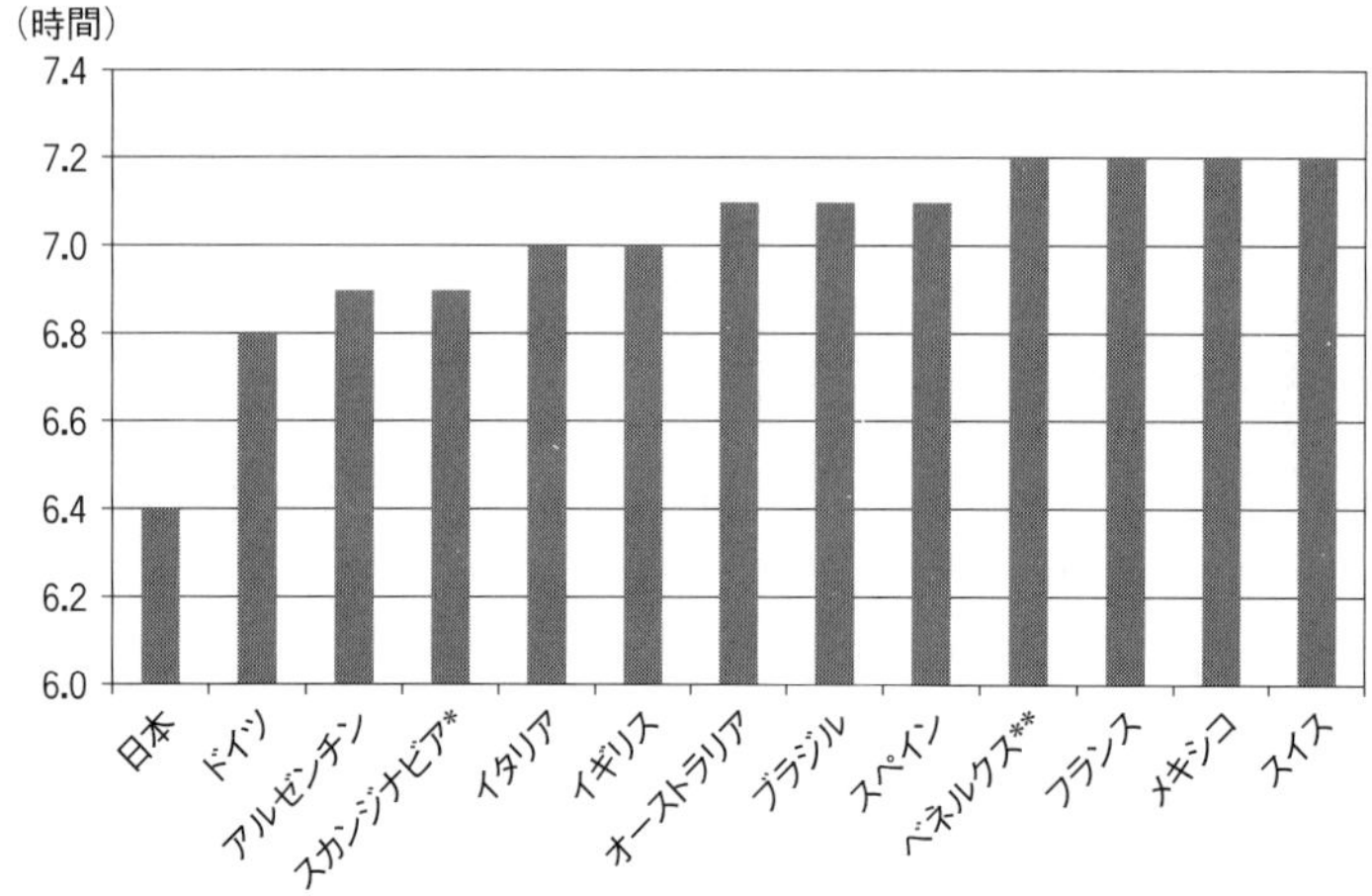

図１－３　国・地域別の睡眠時間（ウォルト・ディズニー・スタジオ・ホーム・エンターテイメントによる2008年８月20日から９月１日の調査。各地域500名，18-64歳対象。*ノルウェー・スウェーデン・フィンランド，**ベルギー・オランダ・ルクセンブルク）

いに疑問の残るところだ。

大人が眠りを大事にしていない社会で、子どもが眠りを大切にすることは難しい。本稿では「眠り」が大切である生物的根拠を概説したあと、「眠り」の観点から子どもたちに贈る処方箋を考えたい。

1　眠りの基本

なぜ子どもの「早起き」をすすめる会なのか？　よくいただくご質問だ。この問いにお答えする前に、まずは筆者の問題意識のよって立つ基本である、夜ふかしの問題点についてまとめたい。その過程でご質問に対する答えは自ずとご理解いただけよう。

なお講演会等でいつも筆者が冒頭に申し上げるのは、「大切なのは朝の光と昼間の活動、とんでもないのは夜の光、知っていただきたいのは、生体時計、メラトニン、セロトニン」だ。キーワードは「朝の光」「昼間の活動」「夜の闇」「生体時計」「メラトニン」「セロトニン」の六つとなろう。これらキーワードを頭の片隅に置きながら本稿を読み進めていただくと、理解の助けになろう。

眠りへの誤解

眠りについては大きな誤解が三つある。

「夜寝入ったら朝までぐっすり眠る」

「子どもは夜になったら寝る」

「睡眠時間をとればいつ寝てもよい」

の三つだ。まずはこれらの誤解を解くことから始める。

〈眠りには波がある〉

まず、「夜寝入ったら朝までぐっすり眠る」だが、夜寝たからといって朝まで同じ眠りが続くわけではない。深い眠りもあれば浅い眠りもある。夢を見ているときもあれば、そうでないときもあり、さまざまな眠りが繰り返し現れて朝になる。

たとえば、あなたの寝姿を朝までビデオに撮って、それを早回しで見ると、寝返り等外見を見ただけでも夜中に何回か眠りが浅くなったことがわかる。その際脳波も同時に記録すると、外見上眠りが浅いと思われる時期に一致して、脳波も起きているときとほぼ区別のつかない状態となる。外見だけでなく、脳波上も起きていると判断される状態が現れるわけだ。ただしそのときにあなた自身が「目が覚めた」と自覚するかといえば、気がつくときもあれば気がつかないときもある。また仮にそのときには気がついたとしても、それを朝まで覚えているかといえば、覚えているときもあれば、覚えていないときもある。重要なのは、誰でもごく普通に夜中に何回か眠りは浅くなる、という事実を知ることだ。ヒトは「夜寝入ったら朝までぐっすり眠る」わけではないのだ。

なお一晩に眠りが浅くなる回数は成人だと四、五回、見方を変えれば平均でいうと九〇分から一〇〇分ごとに眠りが浅くなる。ただ、九〇分から一〇〇分というのは成人の値で、小児はもっと短い周期で眠りが浅くなる。生まれたばかりの赤ちゃんだと四〇分、一歳だと五〇分、二歳で七〇分、五歳で八〇分というデータもある。要するに小さい子どもほど短い周期で眠りが浅くなるのだ。このことはとくに育児に携わる読者には知っておいていただきたい。なぜなら、このことをこれからママパパになるプレママプレパパにあらかじめ伝えておかないと、新米のママパパがビックリしてパニックに陥る心配もあるからだ。

最近では、赤ちゃんと身近に接する機会のないまま親になってしまう場合も少なくない。ふだんから身近に赤ちゃんがいれば、実感してわかる当たり前のこと、すなわち「赤ちゃんは泣いて、ウンチして、飲んで、寝る」も頭でのみ知識として理解しているにすぎない場合がある。すると「赤ちゃんは寝るもの」と勘違いしてしまう場合も出てくる。「赤ちゃんがしょっちゅう、しょっちゅう目を覚ますことはごくごく当たり前のこと」を、初めての赤ちゃんを迎えるご夫婦にはきちんと伝えておきたい。

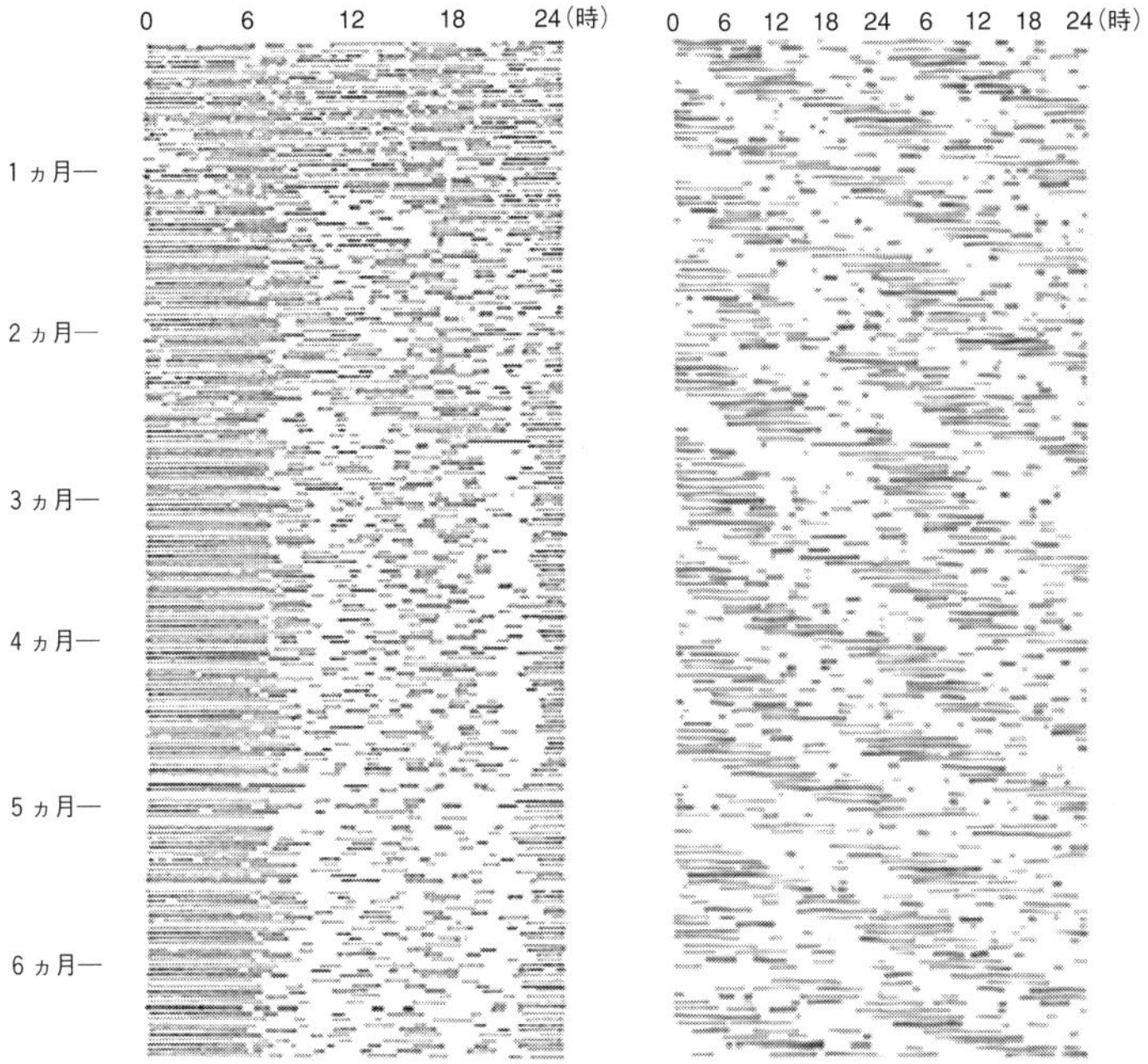

図1－4　健常乳児（左）と，生まれながらに視覚に障害のある方（右）の睡眠日誌（左：瀬川昌也「睡眠機構とその発達」『小児医学』20：828-853, 1987. p844／右：瀬川昌也「自閉症児とサーカディアンリズム」『神経進歩』29：140-153, 1985.）

〈生体時計のしくみ〉

ただ心配させてしまうだけでは申し訳ない。次に説明する睡眠日誌を知っていただければ、今後の見通しもつけられるだろう。今後の予想がたつことで、いまの大変さを乗り切れた、という話も実際よく伺う。しかし実際の赤ちゃんは実にいろいろだ。あとで詳しく説明するが（図1－9）、なかにははじめから長い時間眠ることができる赤ちゃんもいる。眠りすぎでは？と心配することはない。

図1－4が睡眠日誌だ。横軸一行を一日二四時間として、寝たところに線を引いて作成

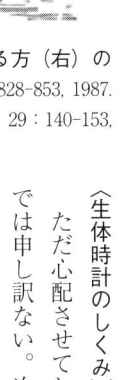

する。じつは睡眠日誌について知ることは、次の誤解「子どもは夜になったら寝る」の解消にも重要だ。左側の図は健常な赤ちゃんの生まれた直後から生後半年過ぎまでの睡眠日誌だ。横軸はいちばん左が〇時、真中が正午、いちばん右が二四時となっている。左側に、生後一カ月……生後六カ月の位置を示している。

図をやや遠くにおいて、薄目にして見ていただこう。生後一カ月のあたりまではまだらがごちゃごちゃしている。目を下に転じていただこう。図のいちばん下から目を上にたどると、生後二カ月と三カ月の間あたりまでは、左のほうにやや長めの黒い部分が、右側のほうにはやや短めの黒い部分がまとまって見える。そして最後に残りの部分、生後一カ月から二カ月と三カ月の間のあたりを眺めていただこう。右下に向かう「流れ」が見て取れはしないだろうか。

さて、このような図の変化は実際の赤ちゃんとどのように対応するのだろうか? まず上のほうのごちゃごちゃだが、これは赤ちゃんが細切《こまぎ》れに寝たり起きたりを繰り返していることを示している。そして全体としては黒っぽいので、寝ている時間のほうが、起きている時間よりも多いことを示している。次に生後二カ月と三カ月の間から下の部分だが、真中が広く白く見える。これは昼間に起きている時間がまとまってきていることを示している。左側の広く黒い分が夜中の眠りで、黒い部分が途切れたところが起床となる。右側にみえる狭い黒い部分が夜の眠りで、黒い部分の始まりが就床時刻となる。さて、おもしろいのは生後一カ月から二カ月と三カ月の間のあたりだ。なぜ右下に向かう「流れ」が見えるのであろうか?

これはヒトが脳の中にもっている時計——生体時計——の一日の長さが、地球の一日の長さ(二四時間)よりもわずかに長いことが原因だ。生体時計の一日の長さは平均すると二四・五時間ほどと考えられている。仮にあなたが薄暗い洞窟に閉じ込められたとする。するとあなたは地球の周期的な明暗の変化を知ることができなくなる。そのような状態では、生体時計に従って二四・五時間周期の生活を営むようになることがわかっている。そんなあなたを筆者が、洞窟の奥に仕掛けられたカメラを通して観察するとする。筆者は周期二四時間の地球時刻で暮らしながらの観察だ。すると筆者には、あなたの生活時間帯が毎日〇・五時間だけ遅くなっていくことが見て取れる。睡眠日誌に書き込むと、右下への「流れ」が見えてくることになる。

ではどうして筆者は二四時間周期の生活を営むのであろうか？　これは誰しも無意識のうちに朝の光を浴びることで、生体時計の周期を短くして地球時刻に合わせるという操作を行っていることによる。この朝の光による作用を同調作用と呼ぶ。ヒトは周期が二四時間よりも長い生体時計の周期を、朝の光を浴びることで短くして、周期二四時間の地球時刻に同調させているのだ。

睡眠日誌に戻ろう。生後一カ月を過ぎると、生体時計が徐々に働きはじめるが、朝の光によって、周期を短くする同調という機能がいまだ十分には機能せず、生活リズムが日々少しずつずれて遅くなるが、生後三カ月近くになると、朝の光による同調作用が機能し、二四時間周期での生活が可能となり、起床時刻、就床時刻が一定してくる、というわけだ。

図1－4右の睡眠日誌では右下に向かう「流れ」が持続している。この図は実は生まれつき視覚障害のある方の睡眠日誌で、目の不自由な方の場合、光刺激が生体時計に届かないため、「同調」機能を獲得できず、この図のように右下に向かう「流れ」が持続してしまう場合があることがわかっている。なお右下に向かう「流れ」は、生体時計が光に影響されずに自由に振舞っていることで生ずる現象であるため、自

由な活動——フリーラン——とも呼ばれる。赤ちゃんの生活リズムは、細切れからフリーラン、そして二四時間周期へと変化するわけだ。

〈夜になっても眠れない子どもたち〉

さて、フリーランでは右下に向かう「流れ」が見て取れる。これは二四時間よりも長い周期で生体時計が動き出していることを示している。生体時計の周期が二四時間よりも長いということは、朝寝坊や夜ふかしをしやすい状況といえる。つまり生体時計の周期を考えれば「子どもは夜になったら寝る」は大いなる誤解、ということがおわかりいただけよう。ではどうしてこのような誤解が生まれたのであろうか？これは筆者の推測だが、昼間の運動量がポイントではないかと考えている。かつては夕飯を食べながらコックリコックリ居眠りをしてしまう子どもたちもいたと聞く。彼らは昼間は思いっきり身体を動かして遊びまわっていたのだ。昼間に運動をたっぷりすると、疲れて早く眠くなる、という経験はあなたにもあろう。

しかしいまの子どもたちはどうであろう？　交通事情、不審者、公園周囲の住民のクレーム、メディア機器の普及等々さまざまな要因はあろうが、子どもたちの昼間の活動量が十分に保障されているとは言い難いのがいまの日本の現状だ。すると生体時計の周期が前面に出て、夜になっても子どもたちが眠れない、という状況が生ずるのであろう。ただ、これはヒトという動物の生理からすれば、きわめて正常な「眠れない」であることには留意しておきたい。「昼間の活動」がヒトには大切なのだ。なお生体時計は脳の中の視交叉上核《しこうさじょうかく》に存在する（図1－5）。

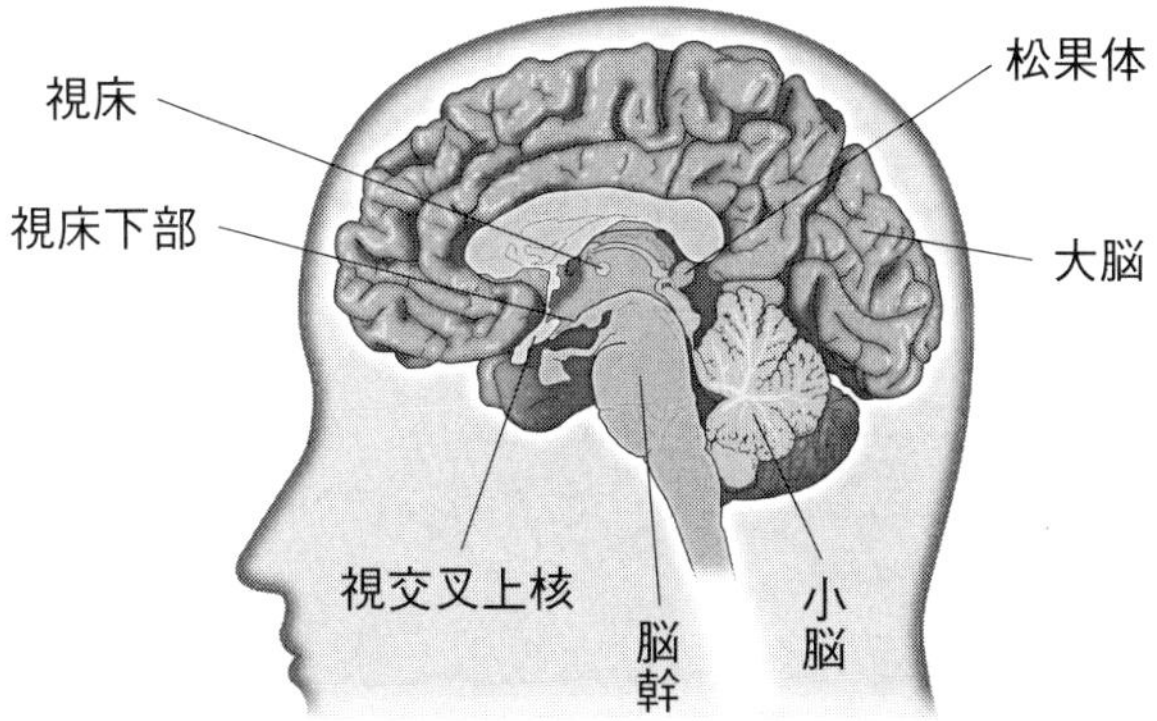

図1－5　生体時計は視交叉上核に存在する（神山潤『ねむり学入門』2010より）

視交叉上核は，睡眠と覚醒，体温，ホルモンの分泌リズムといった生体リズムの発信地。毎朝，光を視覚で認識することによって，生体リズムを１日24時間に調整している。松果体からは，夜になるとメラトニンが分泌される。その結果，メラトニンの血中濃度が高くなり，眠くなる。

〈体温リズムと朝の光〉

図１－６は体温が二四・五時間の周期で動いていることを示している。通常体温は朝に最低となり、午後から夕方にかけて最高となる。体温が二四・五時間の周期で動いているときに、昼間に光を浴びても光の影響で体温のリズムが変わることはない。ところが最低体温の直後、つまり朝に光を浴びると、二四・五時間の周期が短縮して二四時間になる。これが朝の光による同調作用だ。ところが最低体温の前、つまり夜中に光を浴びると、二四・五時間の生体時計の周期が延長する。こうなると生体時計と地球時間との間にもともとある〇・五時間のずれが、さらに拡大する。そのずれは朝の光で修正されるが、夜ふかしをしていると、朝寝坊して朝の光を浴び損ねがちとなる。つまり夜ふかし、朝寝坊では生体時計と地球時間のずれが拡大するのだ。生

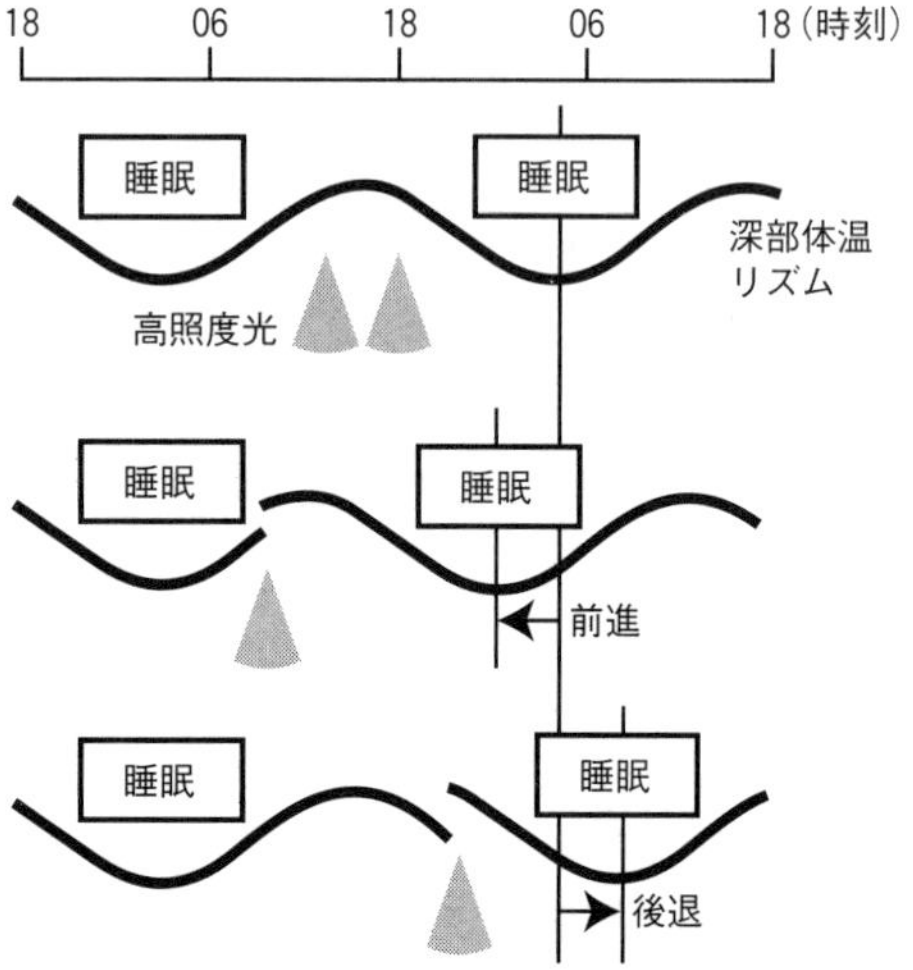

図１－６　体温の周期と光の関係（内山真・亀井雄一『月刊神経科学』10, 2000）

体時計と地球時間とのずれが大きくなると、これは時差ぼけと同じ状態で、とても体調がよいとは言えない。

つまり三つ目の誤解「睡眠時間をとればいつ寝てもよい」は正しくはなく、ヒトは夜に眠ることが望ましいのだ。「朝の光」と「夜の闇」がヒトには大切なのだ。実際、夜ふかし朝寝坊が極端な夜型生活ではさまざまな問題点が生じることが最近報告されている（表１－１）。筆者らも四〜六歳児で睡眠習慣と行動との関係を調べ、就床時刻や起床時刻が早く、かつ規則的であるほど子どもの問題行動が少ない、という結果を得た。

以上、朝の光に焦点を当てて眠りの基本を説明した。この朝の光の大切さが「子どもの早起きをすすめる会」の命名の背景にある。また実際上も、昨日まで夜中の〇時にならないと寝なかったお子さんを今日から午後八時に寝かせようとしてもそれはかなり難しい。まずは早起きをさせ、昼間身

表1－1　夜型生活の弊害

報告者（報告年）	対象	夜型では…
Giannotti ら（2002）	イタリアの高校生 6631人	注意力が悪く，成績が悪く，イライラしやすい。
Wolfson ら（2003）	アメリカの中学生から大学生	夜ふかし朝寝坊で学力低下。
原田（2004）	高知の中学生 613人	「落ち込む」と「イライラ」の頻度が高まる。
Gau ら（2004）	台湾の4－8年生 1572人	moodiness（気難しさ，むら気，不機嫌）との関連が男子で強い。
Caci ら（2005）	フランスの学生 552人	度合いが高いほど衝動性が強い。
Gau ら（2007）	台湾の12，13歳 1332人	行動上・感情面での問題点が多く，自殺企図，薬物依存も多い。
Susman ら（2007）	アメリカの8－13歳 111人	男児で反社会的行動，規則違反，注意に関する問題，行為障害と関連し，女児は攻撃性と関連する。

体を動かさせ、夜早く眠ることを期待する、という手順がヒトの身体の生理に基づいていることはわかっていただけよう。むろん実際には口で言うほど簡単ではない。しかし基本はしっかりと理解しておいていただきたい。

ここまで「朝の光」が生体時計に大切、と強調したが、生体時計に与える光の影響としては最低体温を記録したあと数時間の光に、生体時計の周期を早める効果がある。そして体温は通常、朝に最低値を記録する。ところが昼夜逆転をしてしまっているような場合、通常は朝低く午後から夕方に高くなるという体温のリズムまでもが異常をきたし、体温リズムの振幅が小さくなり、場合によっては最低値、最高値を呈する時刻が通常とは異なってしまっている場合もある。

このような際には、どの時刻に光を浴び、どの時刻には浴びないようにすべきかについて、体温リズムを見て考える必要が出てくる。体温を記録し、その最低時刻を確認したあと、周期を短縮させるなら最低体温後、延長させるならその前の時間帯に光を浴びることで、効果を期待できる。

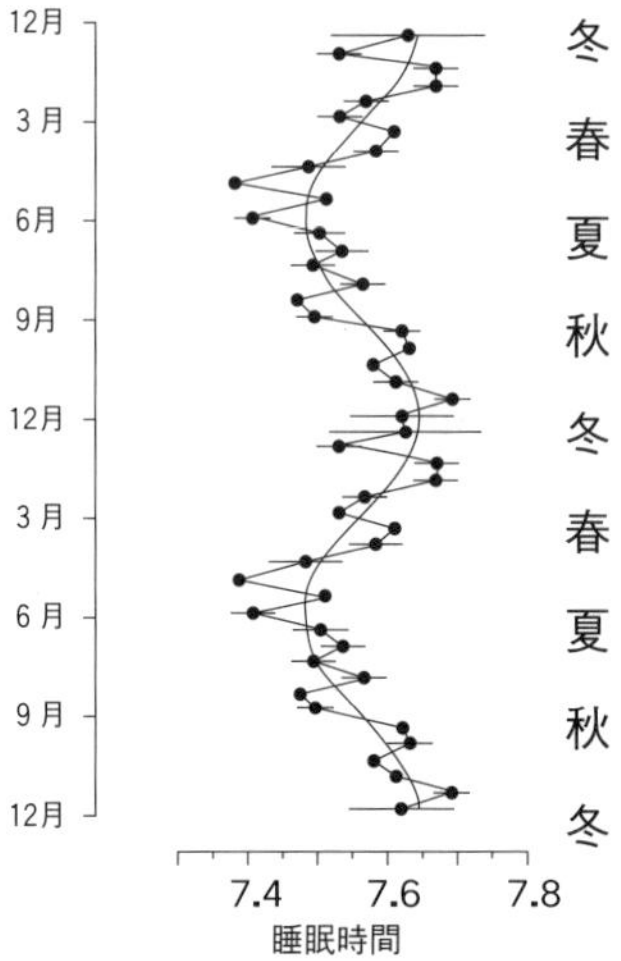

図1－7　睡眠時間の季節変動
(Kantermann T, et al., Current Biology, 17：1996-2000, 2007)

睡眠時間

「朝の光」と「夜の闇」の大切さを紹介したが、読者にとっても光の影響を脳が受けている実感は乏しいであろう。そこで図1－7を見ていただきたい。これは中央ヨーロッパ在住の五万五〇〇〇人について、二年間にわたって睡眠時間を調べた結果だ。ヒトという動物の睡眠時間は夏には短く、冬には長い、ことがわかる。

筆者も、「うちの子は夏至の日にいちばん早起きで、冬至の日がいちばんの寝坊なんですが、いいのでしょうか?」と質問されたことがある。答えは「ヒトという動物として当然の季節変動ですね」だ。ヒトは無意識のうちに、太陽の季節変動に影響されている動物なのだ。

〈必要な睡眠時間は人それぞれ〉

なお夜ふかし早起きでは、生体時計と地球時刻とのずれは解消されるかもしれないが、睡眠時間が減る。睡眠不足では認知能力やひらめきが悪くなり、生活習慣病（高血圧、糖尿病等）関連の変化が生じ、太り、風邪をひきやすくなり、精神機能や気分にも悪影響が生じる。早起きばかりを強調しすぎると陥りかねない落とし穴だ。注意したい。ではどの程度の睡眠時間を確保するべきなのだろうか？

図１－８を見ていただきたい。横軸は睡眠時間、縦軸はＢＭＩ（上）と死亡の危険（下）だ。ＢＭＩ（body mass index）とは肥満度を測る指標で、高いほど太っているということになる。ともに睡眠時間七〜八時間の範囲で最低値となっている。この図を見て何を考えるべきだろうか？　ついつい七〜八時間寝よう、と思うかもしれないが、この図からはあなたがとるべき睡眠時間に関する情報はまったく得られない、ということを理解していただかなくてはならない。

この図で読み取るべき情報は、睡眠時間が

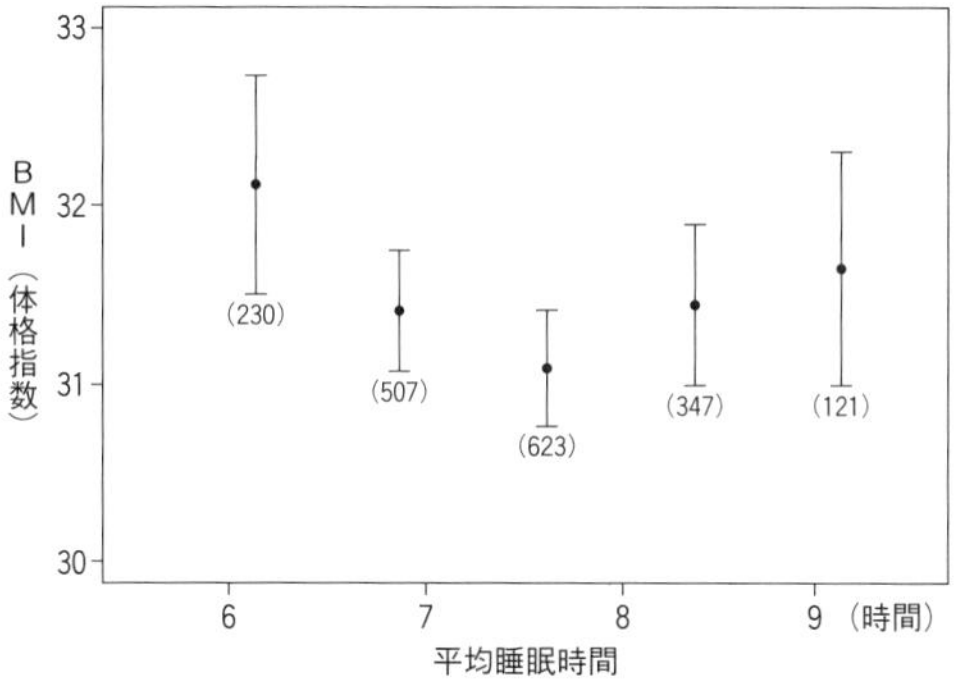

図中の数字は各グループの人数を表す。

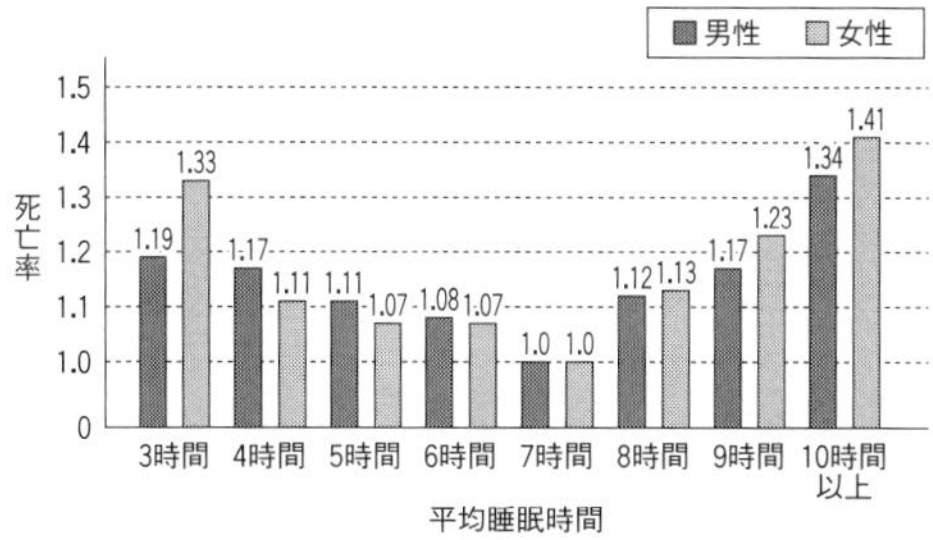

米国で男性48万841人，女性63万6095人を６年間前向きに追跡。７時間を１とした場合の各時間のハザード比（死亡の相対リスク）

図１－８　睡眠時間と肥満度，死亡率の関係（上：Taheri S, et al., PLos Med, 1（3）：e62, 2004／下：Kripke DF, et al., Arch Gen Psychiatry, 59：131-136, 2002）

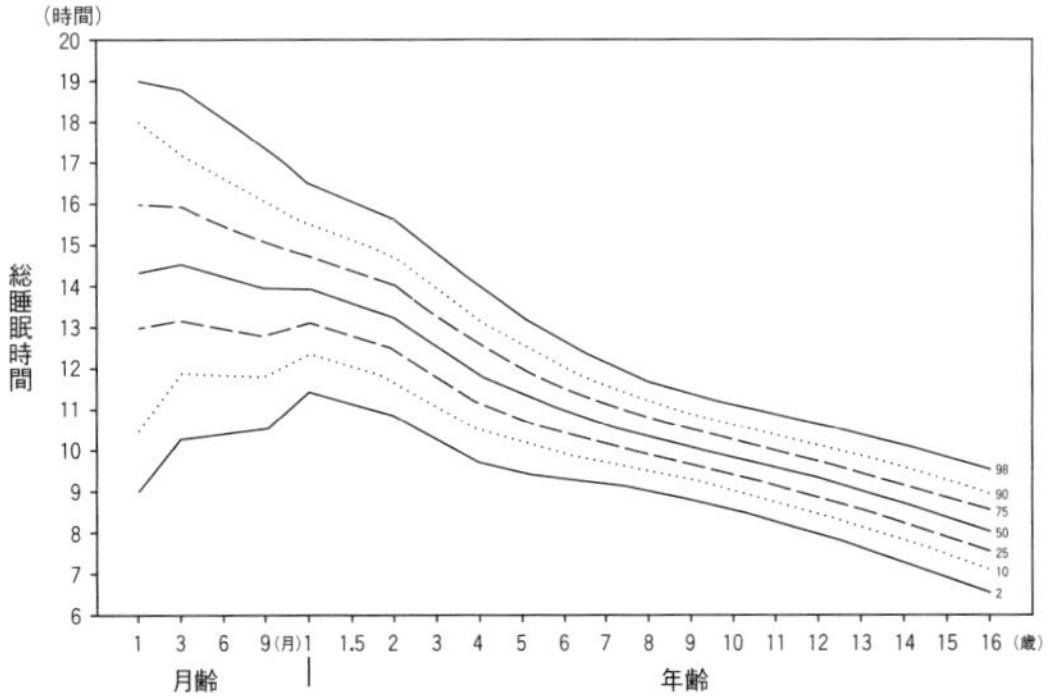

図1-9　子どもの睡眠時間の加齢による変化（Iglowstein I, et al., Pediatrics, 111：302-307, 2003）

グラフ右端の数字は，パーセンタイルをあらわす。たとえば「50パーセンタイル」なら，100人のうち50番目の人のデータということ。

適切なときにBMIも死亡の危険も最低になる、という情報、睡眠時間は減っても増えても、BMIも死亡の危険も高まる、という情報だ。繰り返すが、この図は七〜八時間睡眠があなたにとって適切だ、という情報を決して教えてはいない。実際、四時間眠れば十分だというショートスリーパー（短時間睡眠者）もいるし、九〜一〇時間寝なければならない方も読者の周囲にいらっしゃるであろう。七〜八時間睡眠の方がみな一〇〇歳を超えて生きるわけではないし、睡眠時間四時間の方がみな五〇歳前に亡くなるわけでもない。必要な睡眠時間は非常に個人差が大きいのだ。

　子どもも同じだ。図1-9を見ていただくとわかるように、睡眠時間の個人差は子どもであっても実に大きい。一歳児の睡眠時間は一一〜一七時間にまでわたっている。平均値は計算すれば算出できるが、その値は読者のお子さんが必要とする睡眠時間とはまったく無関係な情報だ。当然何歳だから何時間眠らなければならない、ということを決めることはできない。もちろんこのように述べるのは、睡眠時間はどうでもいい、と申し上げるためではない。その人その人に合った必要な睡眠時間をきちんととることがきわめて重要なのだ。

〈最適睡眠時間を知る目安〉

では必要な睡眠時間はどうやって決めるか。これは実は最新の脳科学の知識を駆使しても非常に難しい。ただ、ヒトには一日の中で二回眠くなる時間帯がある、午前午後とも二～六時だ。午後に眠くなるのは昼食のせい、と思っている方も多いかもしれないが、食事を与えないという実験をしても、あるいは二時間ごとに食事を与えるという実験をしても、この時間帯には眠くなる。そしてこの時間帯は交通事故や産業事故も多い。逆に午前一〇～一二時は、ヒトの覚醒度がいちばん高くあってしかるべき時間帯といえる。つまり、午前一〇～一二時に目が覚めて活動できていれば、基本的に眠りの質、眠りの量、あるいは生活リズムに大きな問題はないと考えてよかろうと筆者は考えている。午後二時に眠くなったら、居眠りをすればいいというわけだ。ただ、一歳台の赤ちゃんはまだ午前寝をする場合も少なくない。午前中の様子で、その方の眠りの量、眠りの質、あるいは生活リズムの良し悪しを判定するのは二歳以上と筆者は考えている。

図1－10は一歳半の子どもたちの生活パターンを夜の寝る時刻で分けたものだ。一歳半なのでもちろん幼稚園には行っていないが、保育園にも行っていない子どもたちから得たデータだ。夜ふかしになるにしたがって、朝寝坊になって昼寝の時間も遅くなる。夜ふかしをしても朝寝坊で、睡眠時間を稼いでいるから問題ない、と思うかもしれないが、図の右端に記してある夜の睡眠時間と昼寝の睡眠時間を足した合計

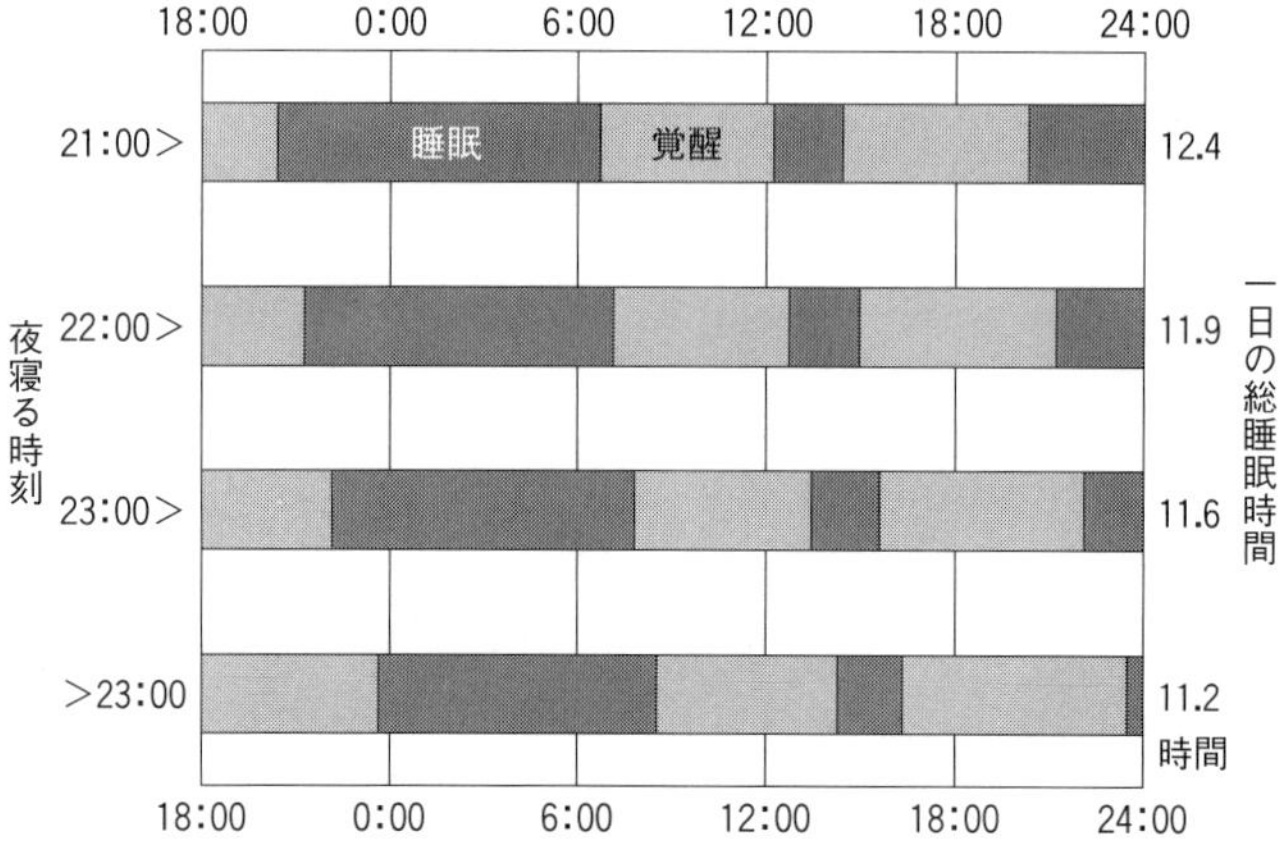

図１-10　１歳６カ月児の睡眠覚醒リズム

の睡眠時間は、早く寝ているほうが多く、夜ふかししているほうで少ない。

もちろん、学校、幼稚園、保育園に行き、朝の自由時間が決まり、夜ふかしをすれば、睡眠時間が減るのは当然だが、そのような制約のない、幼稚園にも保育園にも行っていない一歳半の子どもでも、夜ふかしをするほど睡眠時間が減るわけだ。夜ふかしでは睡眠時間は減るのだ。このデータはまた、ヒトは昼間には眠りにくい昼行性の動物であることをも強く思い起こさせる。

〈睡眠不足が身体にもたらす影響〉

では、睡眠時間が減るとどうなるのであろうか。昔はかなり乱暴な実験が行われた。五〇時間寝ないとどうなるのか、一〇〇時間寝ないとどうなるのかという実験である。もちろん、そういった実験も大事だが、実験結果を聞いてもなかなか自らの問題としては意識されづらい。ところが、一九九九年、シカゴ大学のグループが行った実験結果が公表されてから、眠りについての考え方がずいぶんと変わった。

シカゴ大学では、眠りの影響を調べるために、それまでの寝かせないという実験ではなく、寝かせるという実験を行った。ただ、寝かせるといっても一週間睡眠時間を四時間に制限して七日目の朝にさまざまなデータを採って、同じ方が八時間睡眠、あるいは一二時間睡眠をしたときと比べたのだ。四時間睡眠で一週間なら、たぶん読者の多くも忙しいときなら経験しよう。実験では四時間睡眠で一週間経つと、朝の血糖値が高くなり、通常夕方になると減るコルチコステロイドが減りにくくなり、交感神経系が過緊張状態になり、インフルエンザのワクチンのつきが悪くなる、ことが明らかにされている。睡眠不足が「老化」と同じ現象を引き起こし、「生活習慣病関連の変化」をもたらす、と解釈された。

この実験では四時間睡眠を一週間続け、急性の睡眠不足を作ったわけだが、同じグループはその後も研究を重ねて、慢性の睡眠不足が糖尿病や肥満を招くというデータも出した。なおコルチコステロイドは、通常分泌量は朝に多い。薬としてもよく使用されており、副作用に肥満がある。「寝ないと太る」ことにコルチコステロイドがかかわっている可能性もある。

なお、一七時間起き続けていると、認知機能はアルコールの血中濃度〇・〇五％程度（ほろ酔い）と同等にまで低下し、睡眠時間を四〜六時間に制限すると認知機能が低下、約二週間でそのレベルは丸二日間徹夜したと同程度にまで低下する。またアルツハイマー病の原因は、脳内にアミロイドベータ（Aβ）という異常なたんぱく質が蓄積することと考えられているが、アルツハイマー病にかかりやすくしたマウスの脳内では、Aβが起きているときに増え、睡眠中に減るという。さらに起きている時間が長いマウスではAβの蓄積が進むことも確認された。

メラトニンとセロトニン

〈メラトニンの分泌を決める二つの要因〉

キーワードでもある「メラトニン」は、朝に目が覚めて一四～一六時間して夜暗くなると、脳の奥深くの松果体《しょうかたい》（図1-5）から分泌される。メラトニンの働きには抗酸化作用、リズム調整作用、性的成熟抑制作用、体温低下作用、眠気をもたらす作用等が知られている。抗酸化作用は、酸素の毒性から細胞を守るという働きで、老化防止、抗ガン作用という言い方をする研究者もいる。このメラトニンだが、夜ふかしとの関係で知っておきたいことが二つある。年齢との関係と光との関係だ。

まず年齢との関係だが、メラトニンは、一生のうちで一歳～五歳のときにいちばん多く分泌される。これを筆者は、「子どもたちはメラトニンシャワーを浴びて成長する」という言い方をしている。

子どもたちはメラトニンシャワーを浴びて成長するわけだが、メラトニンは朝目が覚めて一四～一六時間して夜暗くなると分泌されるのであった。明るい夜ではメラトニンの分泌は抑えられてしまうのだ。メラトニンシャワーには闇が必要なのに、闇のない夜を今の子どもたちは謳歌している。実際早寝の子どもと夜ふかしの子どもとで朝のメラトニン濃度を比べたところ、早寝の子どもたちのほうが高い値を示す傾向にあった。

今後検討すべきは、早寝の子どもたちと、夜ふかしの子どもたちとでの一晩のメラトニンの総量の比較、言い換えればメラトニンシャワーの実態の就床時刻による違いの検討だ。重要な宿題と考えている。さらに注意すべきは、メラトニンシャワーを浴び損ねた際の問題点に関する実証的研究はまだない、という点だ。いたずらに不安をあおることにならないよう、十分な注意が必要だ。

一歳～五歳のときにメラトニンシャワーを浴びるが、メラトニンの分泌量が減ってくるのが思春期である。思春期になると、メラトニンが減る。減るので性的な成熟の抑制がなくなり、性的な成熟が起きる。つまり、思春期になると二次性徴が生じる。

二次性徴に関連して興味ある調査結果がある。二次性徴の基準として初潮年齢を取り上げ、生活習慣との関連を検討した大阪大学の日野林教授の調査だ。睡眠時間が短く、朝食をとらないほど初潮年齢が早いのだそうだ。この調査ではメラトニンは測定していないが、初潮年齢の早い子どもたちでメラトニン濃度が低いことを筆者としては予想する。

ではメラトニンを出すにはどうしたらいいのかだが、どうも、メラトニンを出すには昼間に「光を浴びる」とよさそう、というデータが高齢者で出ている。高齢者でメラトニンを一晩中測ったところ、不眠を訴えている方はメラトニンの分泌が悪かったのだが、そのような方に昼間の光を浴びてもらったところ、夜のメラトニンの分泌が増え、夜も眠れるようになった、というデータである。ただ、もちろん高齢者のデータが子どもにも当てはまるかどうかはまだ不明である。

〈攻撃的になった猿〉

セロトニンは、心を穏やかにする働きのある神経伝達物質だ。セロトニンは、脳内に広く分泌し、神経活動の微妙なバランスの維持に重要だ。セロトニンの働きが障害されると、さまざまな精神的な不安定が起きる。セロトニンを高めるには、リズミカルな筋肉運動が必要だ。歩行、咀嚼《そしやく》、呼吸である。しっかり手を振って歩くこと、しっかり物を噛むこと、しっかり呼吸することである。つまり、夜ふかし、朝寝坊で慢性の時差ぼけ状態になると、元気がなくなり、リズミカルな筋肉運動どころではなくなり、セロトニンの活性が悪くなり、さまざまな精神的な不安定が生ずるのではないかという懸念を筆者はもっている。なお呼吸について付け加えておく。セロトニンの働きを高めるにはリズミカルな呼吸が大切なようだ。東邦大学医学部生理学講座の有田秀穂教授は、歩くリズムに合わせての呼吸を推奨している。足を出すタイミングに合わせて息を「吐く↓吐く↓吸う↓吸う」と繰り返す呼吸だ。試してみてはどうであろう。

最近、さまざまな動物実験でセロトニンの量を増減できるようになってきた。セロトニンが減ると、動物は攻撃性が増したり、孤立化したり、社会性がなくなったりする。ヒトでも低セロトニン症候群という病名を使って、いわゆるキレる子に近いような病態を説明しようとしている研究者もいる。猿は集団で暮らしている。集団で暮らしている猿の一匹に、セロトニン濃度を下げる作用のある薬を打つ。すると、セロトニンを下げられた猿は周りの仲間に対して攻撃的になり、集団の中での地位が下がる。逆にその中の一匹にセロトニンの働きを高める薬を打つ。すると、セロトニンが高くなった猿は、周りの仲間に対して毛繕いとかサービスをし、地位が上がっていく。だから、動物が生きていくためには、セロトニンのレベルがある程度高いことが有利に働くのかもしれない。

では、どうしたらセロトニンを高くすることができるかと言えば、リズミカルな筋肉運動（しっかり手を振って歩くこと、しっかり物を噛むこと、しっかり呼吸すること）をすることだが、実は朝の光にもセロトニンを高める作用がある。朝の光は、大多数のヒトで周期が二四時間より長い生体時計に作用し、その周期を短くして地球時間に合わせるというきわめて重要な働きがあったわけだが、もう一つ、朝の光にはセロトニンの働きを高めるという作用があるわけで、朝の光は二重の意味で重要だということになる。

セロトニンについては将来予測という機能との関連も指摘されている。将来的な報酬を予測しているときと、目の前の報酬を考えているときとでは、脳の中で働く神経回路が異なることが、大阪大学の田中沙織准教授らの研究でわかってきた。脳内のセロトニンが少ないと、目の前の報酬を考えているときに活動する回路がより活発に働き、セロトニンが多いと将来の報酬を予測しているときに活動する回路がより活発に働く。そして実際、脳内のセロトニン濃度が低いときには衝動的に目の前の報酬をもとめてしまうのだそうだ。

自殺した方の前頭前野ではセロトニンが減っていること、前頭前野が担っている衝動性を抑える機能が、睡眠不足では発揮されにくくなることもわかっている。睡眠不足と自殺とが関連していることは疫学的調査結果からは知られているが、この関連にセロトニンの低下が絡んでいることも予想できる。

スリープヘルス

〈「眠れない」子どもたち〉

二〇〇六年の全国養護教員会の調べによると、自分で自分のことを寝不足と思っている小中高生は、それぞれ約五〇%、六〇%、七〇%に及ぶ。そして寝不足と感じている彼らに自らの寝不足の理由を尋ねた結果を表1－2に示した。この結果を見ての感想はいろいろあろう。高校生では勉強はベスト3にも入らない、と嘆かれる方もいよう。

表1－2　寝不足を自覚する小中高生とその原因（全国養護教員会調べ，2006）

◎寝不足だと思っている生徒の割合

小学生（1522人）47.3％

中学生（1497人）60.8％

高校生（ 928人）68.3％

寝不足の原因（複数回答可）	小学生（720人）	①眠れない	43.8％
		②テレビ・ビデオ	39.3％
		③勉強	26.3％
		④家族の寝る時刻が遅い	22.6％
		⑤本・マンガ	21.9％
	中学生（910人）	①テレビ・ビデオ	44.5％
		②勉強	32.2％
		③眠れない	31.1％
		④本・マンガ	25.9％
		⑤電話・メール	23.3％
	高校生（634人）	①電話・メール	42.4％
		②テレビ・ビデオ	38.8％
		③眠れない	27.1％
		④勉強	23.2％
		⑤本・マンガ	21.0％

筆者としては一点のみ申し上げておきたい。「眠れない」についてだ。小学生の一位、中学生、高校生では三位にランクされている項目だが、その解釈には注意していただきたい。「眠れない」のだから「睡眠障害」である、だから「医者に診てもらわねば」という思考プロセスについついつい陥りがちだが、このプロセスは誤りだ。詳しくは中村氏の項（快動編）を参考にしていただきたいが、実は日本の子どもたちの運動量の少なさは世界有数だ。さらに表1－2でもわかるように、テレビ・ビデオ、電話・メールに小中高生は溺れている。このように運動不足に加え、過剰なメディア接触をしていれば、当然ながら身体は疲れず、夜の闇は保障されず、眠気をもたらすメラトニンの分泌は抑制される。ある意味ヒトという動物としてごく当然のこととして、生理的な「眠れない」状態がもたらされるわけだ。

このような状態にあえて病名をつけるとすれば、それは「不適切な睡眠衛生」となる。そして不適切な睡眠衛生の治療法は睡眠薬ではなくスリープヘルス（表1－3）だ。

なお食事については、従来から規則的な食事が生活リズムを整えるうえで重要なことは、経験論的に腹時計としても広く知られてはいた。ところが近年、最近食事時刻を視床下部の細胞が四八時間ほど記憶していることが明らかにされた。腹時計の脳内メカニズムが解明され始めたと言える。なお光、食に加え社会的環境（昼間は賑やかで、夜は静か）の三つが、リズム形成に重要な要素であることがわかっている。

先に図1－4右の説明で、「目の不自由な方の場合、光刺激が生体時計に届かないため、『同調』機能を獲得できず、この図のように右下に向かう『流れ』が持続してしまう場合がある」としたが、目が不自由でも、食や社会的環境を手がかりにリズムを整えている方もいる。また目は不自由であっても、生体時計に光情報を届ける仕組みは保たれている場合もある。目が不自由な方すべてが、生活リズムを整えることができないわけではない。

表1－3　スリープヘルス

①	朝の光を浴びること
②	昼間は明るい環境で身体を動かすこと
③	夜は暗い環境で休むこと
④	規則的に食事をとること
⑤	不適切な薬物使用，過剰なメディア接触の回避

〈スリープヘルスが最良のクスリ〉

適切な認知能力を発揮できるほどの覚醒状態を維持するための睡眠が不足し、攻撃性の高まり、注意・集中力・意欲の低下、疲労、落着きのなさ、協調不全、倦怠、食欲不振、胃腸障害等のほか、不安や抑うつも生じ得る状態が睡眠不足症候群だが、スリープヘルスからの逸脱が原因の睡眠不足症候群例が相当数あると筆者は感じている。不登校の原因として朝の起床困難、夜の不眠が多いことを背景に、睡眠日誌の活用で、児童生徒の眠りに対する自覚を促し、成果を挙げている教育現場がある。スリープヘルスの確認を怠って夜間の不眠にのみ着目して睡眠導入剤を投与しても効果は上がらない。睡眠導入剤は本質を見極めてから用いたい。

二例紹介しておく。

【授業中によく寝てしまうという一三歳の女子中学生】

肥満があり、当初睡眠時無呼吸症候群を疑われて他院で検査施行されたが、睡眠時無呼吸症候群は否定された。三、五、六時間目によく眠くなり、試験中にも寝てしまったとのことで、本人も授業中に眠くなるのを抑えたい、と強く希望して筆者の睡眠外来を受診した。身体所見では肥満以外に問題はなかった。朝は六時半に起床、朝食をとり、七時には家を出る。自転車、電車、バスを乗り継いで八時には学校に到着する。週二回は塾、一回はクラブ活動がある。〇時就床を目指しているが、実際には就床後も携帯電話をかなりの時間操作している。これまでの経験から本人が自ら、八時間寝ると大丈夫、早く寝ると起きていられる、と言っており、睡眠不足症候群を疑った。〇時就寝を目指すとは言うものの、実行できず、学校で校則に反して使用していた携帯電話を取り上げられたあと、昼間の眠気は消失した。スリープヘルスからの逸脱（過剰なメディア接触）による不眠がもたらした睡眠不足症候群と考えた。

【朝起きることができないという一七歳の男子高校生】

高校二年になったばかりの四月に「朝起きることができない」ということで外来を受診。高一の秋からとくにきっかけなく朝起きることが難しくなった。〇時に就床し、二〇時間寝ることもあった。夜中に食事を二度とることもあるという。睡眠日誌をつけてもらったところ、生活リズムは不規則であったので、時間をかけてスリープヘルスを説明した。その結果、朝食と夕食の規則性を心がけ、パソコンを夜はやらないようにし、早く寝るようにした。そして睡眠日誌記録からも早く寝ると朝起きることができると実感した。睡眠日誌を手がかりに、外来での受け答えの中では明らかにできなかったスリープヘルスからの逸脱（不規則な食事、夜間のパソコン）に自ら気づき、生活リズムの乱れを最小限に食い止めることができた例であった。

〈子ども も大人も入眠儀式を〉

睡眠の開始に必要な一定のものや状況を入眠儀式という。六割前後の乳児になんらかの「儀式」があり、子どもの問題と捉えがちだが、ふだんから入眠儀式を意識しておくことは成人にも重要だ。

考えてみれば「寝る」ことは危険な行為だ。敵に襲われる危険も高い。寝るにあたって安全の確認は不可欠と言えよう。そして「睡眠の開始に必要な一定のものや状況」を、「一定の段取りをこなすと眠ることができる」と言い換えると、その段取りをこなすことができる状況である、すなわちそれほどに安全が確保されている、という認識をもつことが「寝る」のに必要な条件、なのかもしれない。歯を磨く、寝間着に着換える、翌朝の衣類をそろえる、CDをかける、明日の持ち物を確認する、マッサージ、等々方法や手順はもちろんさまざまだが、ふだんから自分なりの段取りを意識しておきたい。緊張や悩みのせいで眠れなくなること自体は、人間としてはごくごく自然な反応だ。そんなときにも、ふだんからの入眠儀式が緊張を和らげることに一役買ってくれるに違いない。

なお入眠儀式としても広く活用されている「読み聞かせ」についても触れておこう。筆者自身が行った一歳六カ月児と三歳児の眠りに関する調査では、読み聞かせは指しゃぶり、哺乳瓶、おしゃぶり、特定のタオル、ぬいぐるみ、に次いで頻度の高い入眠儀式であった。

読み聞かせはWikipediaによると、「主に乳幼児期から小学校年齢の子供に対して、話者がともに絵本などを見ながら音読する行為である。1896年に巌谷小波が京都の小学校で行った口演童話（こうえんどうわ）がルーツであると言われている。」とある。今井靖親氏と坊井純子氏とが一九九四年に発表した研究（「幼児の心情理解に及ぼす絵本の読み聞かせの効果」奈良教育大学紀要 43(1), 235–245）によると、幼児に絵本の読み聞かせを繰り返すと心情理解が促進されると報告されており、絵本の読み聞かせが幼児の共感性を育てる有効な方法のひとつであることが明らかにされている。また経験論的には、親子の緊密な関係構築がなされることで、子どものみならず親にもリラックス効果があるとされてきた。

東京医科歯科大学の泰羅《たいら》雅登教授は、読み聞かせの最中の脳の活動を調べた。読み聞かせをされている子どもでは、泰羅教授のいう心の脳（大脳辺縁系）の活動が活発になる。注目すべきは、読み聞かせをしている母の脳でも変化が生じ、衝動性やイライラを抑える、脳の「前頭前野」の血流が増えたのだ。この部分の血流は通常の読書では必ずしも増えはしない。つまりは「自分の子どものために」と、「ここで喜ばしてあげよう」とか、お子さんの表情を見たりして読んでいることが、このような変化をもたらすのであろう。

ちなみに、睡眠不足では前頭前野の働きが鈍る。さらに自殺した人では、前頭前野のセロトニンが減っていたというデータもある。脳にセロトニンが少ないと、目の前のこと、短期予測回路しか働かないので

表1－4　朝の光，昼間の活動，夜の光が生体時計，メラトニン，セロトニンにもたらす影響

	朝の光	昼間の活動	夜の光
大多数のヒトで周期が24時間よりも長い**生体時計**	生体時計の周期短縮。地球時間に同調。		生体時計の周期延長。地球時間とのズレ拡大。
酸素の毒性から細胞を守り，眠気をもたらすホルモン：**メラトニン**		昼間の光で ⬆	⬇
こころを穏やかにする神経伝達物質：**セロトニン**	⬆	リズミカルな筋肉運動（歩行，咀嚼，呼吸）で⬆	

あった。読み聞かせが、自殺を減らす可能性も想像してみたくなる。「お父さん、もっと読み聞かせを」というキャンペーンが、働き盛りの自殺減少をもたらす、という夢を筆者は抱いている。もちろん読み聞かせをするためにお父さんが早く帰宅し、お父さん自身の眠りが長くなるという点と、読み聞かせそのものの効果との相乗効果を筆者は期待している。

まとめ

朝の光と昼間の活動が大切で、夜の光がとんでもないわけを表にまとめておく（表1－4）。キーワードを中心にした表だ。「朝の光」「昼間の活動」「夜の光」が横軸で、「生体時計」「メラトニン」「セロトニン」を縦軸に置いた。

また朝の光と昼間の活動が大切で、夜の光がとんでもないわけを、三つのポイントからもまとめてみた。時差ぼけ、睡眠不足、運動不足の三つだ。

①　**時差ぼけ**　大多数のヒトで周期が二四時間よりも長い生体時計の周期は、朝の受光で短縮するが、夜の受光では延長する。つまり夜の受光増加と朝の受光減少で、生体時計と地球時刻と

のずれが拡大し、時差ぼけ状態となる。その結果不適切な時期に眠気と不眠が生じ、疲労し、食欲や意欲が低下し、作業能率は低下し、活動量が低下する。

②　**睡眠不足**　睡眠不足では脳機能も身体機能も低下し、意欲も低下し、生存の質が低下する。睡眠不足はさまざまな重大事故も引き起こす。睡眠不足は心身のリスクだ。なお眠りを貯めること（寝だめ、あるいは貯金ならぬ貯眠）はできない。ただ負債（借金ならぬ借眠）は次第に貯まってしまうが、返済も可能だ。睡眠不足は心身のリスクだ。深刻な負債は一刻も早く返すに越したことはないであろう。

子どもさんの平日睡眠不足が続いてしまったとき、疲れているのであろう、とつい朝寝をさせてしまう親御さんもあろう。一方で週末に早起きのリズムを崩してはいけないという思いも働くかもしれない。どうしよう。悩みがちだ。ただ睡眠不足は心身のリスクだ。まずは借眠を返し、命を保たねばなるまい。しかし最近の子どもたちは週末も忙しい。借眠を返すことができなくなっているのではないかと心配だ。またふだんから睡眠不足に陥らないような対応をしないで、借眠を返すことばかりにたよる、いわば目先の対応に追われてしまっている場合には、親御さん自身のセロトニン活性もふだんから相当に低下していると自覚せねばなるまい。本質に立ち返った対応が重要なことは言うまでもない。

③　**運動不足**　リズミカルな筋肉運動（歩行、咀嚼、呼吸）はセロトニン系の活性を高めるので、運動不足ではセロトニン系の活性低下が危惧される。また夜ふかし朝寝坊で時差ぼけ状態に陥ると運動量が低下する。運動不足は肥満をもたらすが、そのほかアルツハイマー病や慢性疲労症候群罹患の危険を高めることも知られている。

2　子どもたちへの処方箋

〈自分にとっての「快」を知る〉

ここまで、「眠り」の大切さを生物学的根拠に基づいて述べてきた。いかに眠りが大切か、ご理解いただけたであろう。ではどうするか。これは前にも紹介したスリープヘルス（表1-3）の徹底に尽きる。すなわち、

①朝の光を浴びること
②昼間は明るい環境で身体を動かすこと
③夜は暗い環境で休むこと
④規則的に食事をとること
⑤不適切な薬物使用、過剰なメディア接触の回避

だ。ただこれは言うは易く行うは難い。なぜなら現在の日本では、社会全体が反スリープヘルスにどっぷりと浸かっているからだ。大人が眠りをおろそかにした結果、子どもたちにしわ寄せがき、子どもたち自身が眠りをおろそかにせざるを得ない状況に追い込まれている。子どもたちは「寝る間を惜しんで○○しろ！」という行動規範に洗脳されている。そして当然だが快眠の快感も忘れている。眠りとは活動するた

めにやむを得ずとらなければならない行動、できることならばなしで済ませたい行動、となってしまっている。

これは「寝て食べて出して行動する」という動物の基本原理からの逸脱だ。ヒトは寝て食べて出してはじめて充実した活動が可能となる、という基本原則に戻ることが重要だ。ただ快眠のみを追求することはナンセンスだ。なぜならこの四つはきわめて密接に結びついているからだ。快食の必要条件は快眠快便快動で、快便の必要条件は快眠快食快動で、快動の必要条件は快眠快食快便だ。そして当然だが快眠の必要条件は快食快便快動である。そして寝ること、食べること、出すこと、活動することが動物の基本的生理現象であるがために、おそらくはこれらの生理現象には快がともなうのである。

いまや多くの日本人が快を感じることができなくなってしまっている。いや人間という存在は動物とは異なる存在だ、人間を動物だなどと貶《おとし》めてはいけない、快を求める人間などとんでもない、という考え方もあるかもしれない。しかし、このような考え方は思い上がり、奢《おご》り以外の何ものでもなかろう。人間至上主義である天動説の時代の発想だ。だが、いまや地動説を疑うものはないにもかかわらず、実に多くの方がいまだ天動説的人間至上主義から抜け出ることができていないことも事実だ。ヒトは周期二四時間の地球で生かされている動物にすぎず、その身体はもっとも身近な自然なのだ。自らの身体を愛しく扱えないものが、どうして地球環境をいとおしく感じることができようか。

〈身体の声を聞き、考える〉

話を戻そう。四快〈快眠・快食・快便・快動〉を求めてほしい。ポイントはリテラシー、つまり情報を使

表1－5　考えることを知らない君たちへのヒント

20世紀（2000年）まで	21世紀（2001年）から
成長社会	成熟社会
大切だったのは正解，暗記	大切なのはアイデア，創意工夫
問われたのはフランス革命の年代	問われるのはフランス革命の意義
問われたのは「ジャカランダの花は何色？」	問われるのは「好きな色は何色？」
求められたのはジグソーパズルの完成	求められるのはレゴの無限性

いこなす能力だ。各自が自らについて判断することができるようになることが重要だ。あなたに必要な睡眠時間はあなた自身が、自らの身体の声に耳を傾けることでしかわからない。ブログも新聞もケータイも、あなたに必要な睡眠時間についての情報を提供してはくれない。最終判断者はあなた自身しかいないのだ。つまり教えられるのではなく、あなた自身が考え判断しなければならないのだ。

「考えて、考えて、考えぬけ。考えることはタダだ」と東京大学名誉教授でNPO法人日本医療政策機構代表理事の黒川清氏は述べている。しかし、この「考える」ということが実に難しい。なにしろここ六〇年以上にわたり、日本では考えることを放棄することが教育の場で教えられてきたのだから。過去六〇年以上にわたり日本では暗記は得意だが考えることのできない日本人を量産してきた。いまこそ「考える」ことの訓練が大切だ。

藤原和博氏は、著書『35歳の教科書』（幻冬舎メディアコンサルティング）のなかで考えるためのヒントを提示している。表1－5は藤原氏の提案に筆者の考えを交えたもので、タイトルは「考えることを知らない君たちへのヒント」とした。これからは「ジャカランダの花は何色？」などと問うてはいけない。問いの答えを知らないヒトは問われた瞬間考えることをやめてしまう。しかし「好きな色は何色？」と問われれば、みな考える。考える癖をつけるためには、ふだんからこのような正解のない問いを問い、考え続けることが大切だ。そしてその先にこそ四快に満ちた毎日が待っているに違いない。ちなみにジャカランダというのは中南米原産の花木で、花の色は紫だ。

当然だが子育てに正解主義は似合わない。しかし以下のような言葉をよく聞く。

「子どもにいいと言われることは何でもやりました。子どものためにがんばりました。早起き早寝朝ごはん朝うんち、はもちろん、メディア接触は極力避けて読み聞かせに外遊び、児童館にも一生懸命連れて行きました。なのに……。いま中学生になったうちの子は、学校に行ってくれません。私が何を言っても聞いてくれません。父親とは目を合わせてもくれません。いったい私の子育てはなんだったのでしょう?」

たしかに、がんばったお母さんには「思い描いていた理想のお子さん」があったのかもしれない。よいと言われることをこれだけやったのだから正しいはず。必ず期待どおりの結果がついてくるはず。これこそが二〇世紀までの成長社会にあってわれわれが毒されていた正解主義の代表的な考え方だ。

いま学校に行けないお子さんはお母さんにとって不正解なのだろうか? いま学校に行けないお子さんは三〇年後どう過ごしているのであろうか? ひとかどの成人になっていないということが決まったわけではない。直近のわかりやすい結果ばかりを追い求めていると、ついつい見失ってしまうことが多くなってしまうのではないだろうか。ご両親がお子さんを見ていて気持ちいい、と感じたことが、きっとお子さんにとっても快であるに違いあるまい。ご自身の感覚に自信をもって対応してほしい。

そのためにはまず小さなことにも自ら判断することが重要だ。「今日の夕飯何を食べたい?」そう聞かれて即座に答える子どもは、いまは決して多くはない。「わかんない」「なんでもいい」という答えが多い。ときに「寿司」とか「ウナギ」とか高い品を口にする子はいるが……。ポイントは、子どもたちはいま自分の身体が欲しているものがわからない、自分の身体の声を聞いていない、ということだ。
赤いトマトがおいしそうと感じたら、きっとあなたの身体はトマトを欲しているのだ。しかし巷《ちまた》では、ビタミンA、ビタミンCを今日はあと○○ミリグラムとらないといけないから、トマトを□グラム食べる必要があるから、と計算してトマトを食べる方もいる。三七・五度で線を引いて、子どもの体温が三七・六度だから病院に連れていく、ということもどうであろうか。三七・六度でも元気なら連れていく必要はないであろうし、三七・〇度でもおかしいと感じたら夜中でも連れていかなければならないこともあろう。基本は自らの判断だ。

〈本当のリテラシーとは?〉

リテラシーの観点から筆者の経験を紹介しよう。筆者が行っている早起き早寝のススメを「医者が価値観を押しつけるなどとんでもない」と言って、また拙著『眠りを奪われた子どもたち』(岩波ブックレット)のタイトルを「親を追い詰めるとんでもないタイトル」と言って、非難されたことがある。さらに「寝ないと頭も身体もうまく働かない」「寝ることで仕事の能率が上がる」との筆者の発言に対しては、「眠りを生産性と結びつけるのは農奴制度の名残、政治的だ」「早寝早起きは軍隊を管理するためのスローガン」と反論された。
たしかにいまや多様な価値観があふれる時代だ。当然筆者には価値観を押しつけるつもりなどまったくない。筆者はただ、生体時計の大切さ、眠りの大切さを知らない方に、その大切さをお伝えしたいだけだ。ヒトという動物がもってしまっている「生体時計に支配され、寝ないと生きていけない」という、ある意味どうしようもない「業」をお伝えしているだけだ。

だから生体時計の大切さ、眠りの大切さをきちんと理解したうえで、生体時計や眠りをおろそかにする方の判断を、すなわち価値観をどうこう言うつもりはない。

現に昼夜逆転での生活に、やむを得ず、あるいは自らの意思で入り、エンジョイしていらっしゃる方がいることもたしかだ。生体時計や眠りについてはまだまだわかっていない点も多々ある。とくに昼夜逆転しても快適な生活を送っている方では、「慣れ」のメカニズムが非常にうまく機能しているであろうことも想像はつく。そのメカニズムの解明も必要だが、大多数のヒトにとっては、この「慣れ」よりも、生体時計や眠りを尊重したほうが、快適な生活を送るためには無難そうだ、という点はお伝えしておきたいのだ。このように書くとまた、「快適な生活を送る」ことが大切、という価値観の押しつけ、と批判されてしまうかもしれないが……。

〈「正論」と「善論」は使いよう〉

ある講演後、保育科の学生さんから質問を受けた。「では先生のおっしゃる正しいこと『早起き、早寝、朝ごはん、朝ウンチ』を親御さんにお伝えしていいのですね？」筆者の答えは「正論は劇薬です。正論を言って戦争になることはたびたびあります。相手によっては正論は言ってはいけないこともあると思います」だ。

「正論は劇薬」は、実は厚生労働省管轄の検討会に筆者が出席することになった際、筆者の敬愛するボスから言われた言葉だ。言われたときには正直意味がわからず、また反発も感じた。そこで筆者は検討会で正論をぶってしまったのだ。しかし正論からは解決策はなかなか見つからない。妥協がいいとは言わないが、解決のための智慧は、正論を振りかざしていてはなかなか出てこない。正論はときに狂信につながる。正論を語らない知恵も人間には必要であろう。正論は劇薬、である。

そう言ったところ、「善論は麻薬ですよね」、と言われたことがある。言い得て妙と感じた。説明しよう。「善」は大辞林には「よいこと。道理にかなったこと。」とある。たとえば「命は大切」であり「平和は大切」であり「子どもは社会の宝」だ。善は非難され難い。しかし耳に心地よい善論にばかり囲まれていると、いつしか現実から遊離、全身が麻薬に蝕《むしば》まれる危惧を感ずる。

命と平和と子どもは黙っていては守られない。守るためにはそれ相応の努力と犠牲が必要なのだ。「命は大切」で「平和は大切」で「子どもは社会の宝」という美名のもとに、たとえば防衛費をすべて教育費にまわしたらどうなるのであろうか？　理想郷ではない現代社会においては、命も平和も子どもも奪われてしまおう。現実から遊離した善論は、麻薬あるいは媚薬であり、きわめてだまされやすく、たいへん危険なのではないだろうか。理念としての正論を掲げつつ、現実から遊離した善論に蝕《むしば》まれず、解決策を見出してゆく絶え間ない努力がなにより重要であろう。

〈行動変容への秘策は？〉

筆者は「子育て支援という言葉はおかしい。子ども支援にすべき」とつねづね申し上げている。なぜなら「子育て支援」のターゲットは養育者だからだ。子どもを無視した子育て支援に陥らないように、との立場からの提言である。養育者支援は重要だが、養育者の都合を優先して、子どもたちの生理を無視した政策が行われてはいないだろうか。ヒトは大人も子どもも当然動物。未熟な動物である「子ども」の生理を踏まえた政策こそが行われるべきだろう。

しかし実際には、子どもと直接かかわりながら、養育者支援も行っている子育て支援者と呼ばれている方は多い。筆者自身も、実践的な研究という視点から子育て支援にかかわる「日本子育て学会」の理事も仰せつかってしまっている。

子育て支援者のほか食育指導者という方々も最近はいるようで、このような「指導者、支援者」の方に向けた講演会の依頼もよく受ける。そのようなときによくいただくご要望に、「『生活習慣の乱れをなんとか』という動きはさまざまにあるが、いまひとつ効果を挙げていない。どうすべきか？について述べてほしい」というものがある。

筆者はそのような講演会では「あまり指導をなさらないほうがいいのではないでしょうか。指導を受けた方々がハイハイと言ってその指導に従ったとしたら、それこそリテラシーのなさを証明しているようなものですよね。さらに価値観も多様ですし、もう指導が通用する時代ではないと思います。ただ早く起きると気持ちいい、ということを知らない方には是非そのことをお伝えしたい。大切なのは皆さんがあまりがんばりすぎないこと。皆さんががんばりすぎて燃え尽きてしまうことがいちばん心配です。皆さんがなさるべきことは理論武装です。なぜ早起き早寝朝ごはん、朝うんちが大切なのか、その理屈をしっかりと理解していていただきたいのです。そして聞かれたらその理屈を伝えてあげてください。

ただし間違っても、攻めてはだめです。守りに徹してください。攻めに転じて生活習慣が乱れている方を治してあげよう、などというおこがましいことを絶対になさらないでください。そのおこがましさは結局は相手を責めてしまうことになります。すると議論となります。皆さんは疲れてしまいます。皆さんには疲れていただいては困るのです。どうかがんばりすぎないで理論武装をして守りに徹して、末永く活動して、仲間を増やしてください」と述べる。

ただ、子どもたちは生活リズムを自らの力ではコントロールできない。そこで自らの生活リズムをコントロールできない子どもたちを、大人が自らの生活リズムに引き込むことは何とかやめていただきたい、とは願っている。そしてできれば感じてもらいたい。生体時計の大切さ、眠りの大切さをきちんと理解したうえでの生活が、大人にも快であることを。そしてその快が行動変容につながることを期待している。

〈井戸端会議のすすめ〉

実は行動変容を起こすことについて、講演等を聞くというかたちのいわゆる坐学が効果のないことは社会学的に明らかになっている。そして行動変容を起こすのに重要なことは、相互学習（mutual learning）だという。そしてもっとも身近な相互学習は井戸端会議だ。つまりいわゆる「指導者」の方にやっていただきたいことは、講義をするばかりではなく、井戸端会議の種をあちこちにたくさんまいて、多くの方が町でもお店でも職場でも、どこでも気軽に生活リズムの話題を、そしてリテラシーの話を出せるようにしていただくことだ。

最近では、筆者も単なる講演ではなく、聴いてくださる皆さんの印象を高めるためにいろいろと工夫を凝らしている。問いかけをし、手挙げをお願いすることは当然だが、グループディスカッションを取り入れることも多い。グループディスカッションには至らないまでも、「まわりの方と相談してください」と

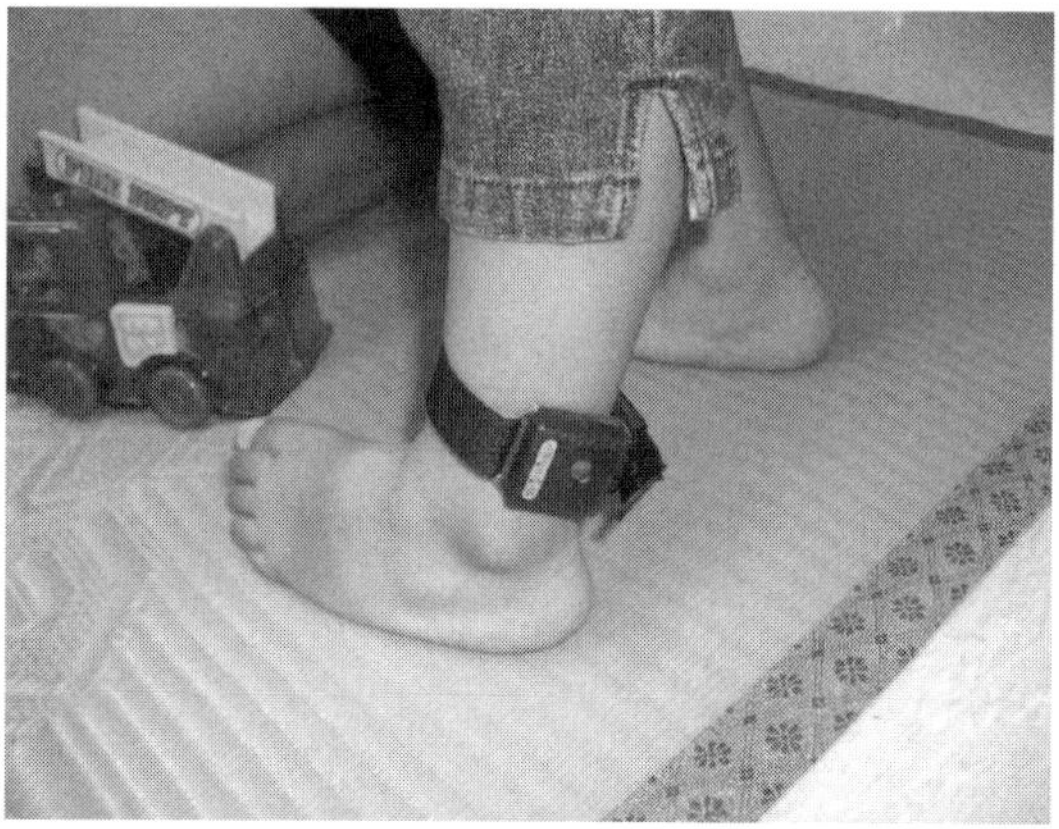

図1-11　アクチウォッチ（中村ら，子どもの生活リズム改善の取り組み：生活リズム調査がもたらす養育者の行動変容に関する考察『小児保健研究』2009年2号第68巻293-297より）

いう時間をとることもある。参加者自身が自らの言葉で語ることで、意識は格段に高まると感じている。

多少手の込んだやり方ではあるが、井戸端会議の話題のきっかけに「アクチウォッチ」という器械（図1-11）を使ったこともある。これは活動量を測定、記録する器械で、お子さんに一週間にわたって足に着用していただいた。ご家族には同時に睡眠日誌も記録していただき、一週間後、アクチウォッチが記録した活動量と睡眠日誌の両者を比較するという企画だ。

この企画のポイントは、着用してもらった一〇名ほどの皆さんが同時に記録結果の確認をすることで、つまりは一〇家族がそれぞれ結果を見せ合って井戸端会議をすることになるわけだ。このような相互学習を経験した方では、一年後に伺ってみても、約九〇％の養育者の方が現在も生活リズムについて意識していると回答され、養育者の方の行動変容が継続しているものと考えた。

実際の声をいくつか紹介しておこう。

◎アクチの調査をきっかけに生活リズムの大切さを知り、いまに至ります。早寝早起きができていると昼の運動量も活発になりますが、リズムが崩れると行動量が減ったりします。基本がいかに大切かがよくわかった調査だったと思います。おかげさまで生活リズムがしっかりして、毎日元気です。
◎おかげさまで、正しい生活リズムを心がけ、健康的に過ごしています。多少、生活が乱れてもすぐに元に戻せる自信もあり、大目に見られる余裕もできました。
◎子どもに対するストレスが減り、もっと子どもを好きになれる、子育てを楽しみたいと思える。
◎毎日のリズムが決まっているので、子ども自身が次に何をすればよいのか理解しているようです。
◎以前は、理想と現実の間で苦しいと思っていたけれど、いまになってみると生活リズムを作るのは、自分が心から気持ちいいと思うことをしていくと簡単なことだった。みんな難しく考えずに自分を大切にしてほしい。
◎生活リズムを整えなければ……とがんばりすぎるのではなく、外遊びや身体を適度に動かすことを取り入れることで、お腹が空き食事もよくとれ、睡眠もスムーズな自然な生活スタイルになっている。

必ずしもアクチウォッチを使用しなくとも、さまざまな工夫で、同様な手法を井戸端会議の種まきに利用していただければと思う。

一九九九年、足立区竹ノ塚の保健所でプレママ、プレパパに眠りの話をする講演会があった。当時は眠りへの関心はまだまだ低く、プレママ、プレパパの関心は目の前に迫ったお産にしかなかった。講師であった筆者にとって、あのときほど話が聞き手に届いていないことを実感した講演会はない。つらい思い出だ。

その一〇年後。同じ保健所で日曜日の講演会に呼ばれた。パパの育児講座「子どもの潜在能力を伸ばす生活リズムとは」だ。日曜の午前にもかかわらず、お父さん方が一五名ほど集まった。一〇年前との違いをうれしく感じた。さらに驚いたのはお父さんの発言だ。「僕らも会社で子育ての話をしたいんですけど、なかなかそれができにくい雰囲気なんです」。お父さん方も井戸端会議を求めているわけだ。

さらにその一年後、今度はプレママ、プレパパそろっての講演会だ。一一年前のリベンジだ。もちろんグループディスカッションも取り入れていただいてある。「情報に振り回されないで、ご自身の感性に自信をもって、お子さんとともに成長してください」とのメッセージを参加者全員が共有することができた。

おわりに――「夜の闇」からのメッセージ

夜は暗く不気味だ。夜中に目覚めると怖い。だから、一八七九年一〇月二一日のエジソンの白熱電球の発明に世界は沸いた。自然がもたらした夜の闇に対する人類の勝利と映ったのであろう。天動説的人間至上主義の勝利と感じられたのであろう。これが現在に連なる二四時間社会の第一歩だ。当時は二四時間社会の実現に大きな夢を抱き、何の疑問も抱かなかったに違いない。しかしいまのわれわれは、夜の闇の重要性を次々に知り始めている。

夜が明るいと、生体時計と地球時間とのずれが拡大し、メラトニンの分泌が抑えられることはすでに学んだが、実は夜の光が生体時計の機能を停止させてしまう可能性も最近は指摘されているのだ。筆者には夜の闇を失った地球からの悲鳴が聞こえる。それは周期二四時間の地球で暮らす動物であるヒトの身体の悲鳴とも重なる。夜の闇がヒトという動物には大切なのだ。しかしまだ多くの方は、天動説的人間至上主義から抜け出し切れていない。一三〇年前の呪縛から解かれ、いまこそコペルニクスが貴重な第一歩を記してくれた、あらたな価値観——地動説的自然至上主義——を見出すべき時期であるに違いない。

筆者は近刊『ねむり学入門』（新曜社）で「医眠同源」という造語を「医食同源」になぞらえて提案した。医食同源の初出についてWikipediaには「1972年、NHKの料理番組『きょうの料理』の特集「40歳からの食事」において、臨床医・新居裕久が発表したもの（NHK「きょうの料理」同年9月号）。これは健康長寿と食事についてのもので、中国に古くからある薬食同源思想を紹介するとき、薬では化学薬品と誤解されるので、薬を医に変え医食同源を造語し、拡大解釈したものであると新居裕久は述懐している。」とある。そして意味することは「日頃からバランスの取れた美味しい食事をとることで病気を予防し、治療しようとする考え方。」とある。

これに従えば、筆者の提案する「医眠同源」は「日頃から適切に眠ることで病気を予防し、治療しようとする考え方。」となろう。「眠りの医療作用」についての広い理解を求めての造語だ。ヒトは寝ないでは生きていけない。原理の理解は難しくはあるまい。『ねむり学入門』の「おわりに」の一節を引用してこの項を終わろう。

風邪をひいたら寝て治すしかありません。悩み抜いた事柄が、翌朝の目覚めとともにあっさりと解決、あるいは夕べはあれほどつらかった心のモヤモヤが、朝には嘘のように霧散、等々の経験は、多くの方がおもちと思います。頭だけではなく、身体も「医眠同源」の原理を理解しているのです。

コラム▽温故知新編

実はこの本の執筆中、神田の古書街で筆者は一冊の本に出会った。昭和一四年（一九三九年）五月に実業之日本社から刊行された『快食快眠快便』だ。初版発行は五月一三日、手元の本は同年六月一〇日発行の第五版。人気の本であったことがうかがわれる。著者は諸岡存（一八七九―一九四六）。茶の薬効研究に業績のある、脳生理学や漢籍にも造詣の深い精神科医だ。本書の原点ともいうべきこの著作から、興味ある記載をいくつか抜粋しよう。まず序。第二段から紹介する。

筆者本来の趣意は、世間一般の医者なり、患者なりが、余りに医術に頼り過ぎて、或は薬を服用する事のみが、唯一の養生法の如く思ひなす傾向があるので、その弊を矯正しようといふのにあった。

（中略）

数十年に亘る西洋文明の氾濫は、我々日本国民の生活状態を向上せしめたかに見えたが、その実は体位の低下を招来した。肉類の過食、砂糖の過食、精白米の過食といふやうに、余りに自然に遠ざかり過ぎた文明流の偏食が、雑多の病気をつくつたのである。糖尿病にせよ、腎臓病にせよ、将た動脈硬化にせよ、これ等は概ね、偏食にもとづいた文明病ともいへよう。

又一方自然から遠ざかつた、繁雑無理な文化が、夥しい神経衰弱を作つているのである。我々のからだは、成る可く無理をせずに、自然の儘に、普通の食物を摂つて、充分に眠り、充分に排泄してさへいれば、原則として、健康であり得る筈のものである。（後略）

時代背景の違いを知るために、当時と現在の死因を調べてみた。手に入った昭和一五年（一九四〇年）と平成一六年（二〇〇四年）の死因を比べると、昭和一五年の上位五つは結核（一二・九）、脳血管疾患（一〇・八）、肺炎（九・四）、老衰（七・五）、がん（四・四）で、かっこ内の数値は死者の何％が当該疾患で亡くなったかということだ。

平成一六年の上位五つはがん（三一・一）、高血圧を除く心疾患（一五・五）、脳血管疾患（一二・五）、肺炎（九・三）、事故（三・七）である。肺炎も感染症と考えると、死者全体の少なくとも二二・三％、約四分の一が昭和一五年には感染症で亡くなっていたが、この数字は平成一六年には九・五％にまで減っている。この序にある糖尿病の死者は昭和一五年には死因の第一〇位、死者全体の〇・二％だが、平成一六年には死者全体の一・二％、死因順位で八位となっている。著者の先見の明に頭が下がる。

この本の発行の前年、昭和一三年（一九三八年）には国家総動員法が実施されているが、「文明流の偏食」や「自然から遠ざかった、繁雑無理な文化」が蔓延していたのであろうか？　サプリメントや健康食品に走り、不眠を訴える方が成人の五人に一人に達している現在の状況との類似点はにわかには測りかねるが、著者の目に映る世情はわれわれの目に映る情景と類似点があるようだ。

なおこの本では残念ながら「運動」あるいは「活動」について本書のようには独立した章を設けていない。しかし当然のように「運動」についても触れている。「便秘の起こり」の項に、

長時間机に向つて居るとか、静座的職業に携つて居られる方は、規則的な朝夕の散歩、其他何等かの方法によつて腸の運動を促進せしめなければなりません。

とあり、さらに興味ある記載は、快食編、快便編、快眠編に続く「総合治病健康法」という章にある。その中の「試験と頭脳明快法」の最初の項「頭脳と競争時代」は次の文章で結ばれている。

その為め（＝頭脳明快のため＝best performance のため　神山注）には、食事と、睡眠と、便通とに注意し適度の運動を怠つてはなりません。

本書の趣旨そのものとも言える一文だ。続く「菜食は頭脳の疲れを醫す」の項のはじめには、

食物にあつては一般に肉食よりも菜食の方が疲労を防ぎ、且つ疲れを癒やす作用があります。

とあり、これに続く「さてその次は便通の問題」の項には以下のようにある。

次に如何に忙しい試験の前でも適当な朝夕の運動を怠つてはいけない。殊に頭の疲れた際、只時間を惜しんで、どんなに机にかぢりついていても何の役にもたたない。そんな場合には潔く立つて散歩なり、軽い体操なりをして適度の運動をとる事は非常に有効であつて、能率を上げるのであります。殊に青葉のある所を眺めつつ散歩する事は、疲れた眼のためにも非常に有効であります。

便通は普通餘り注意されていないが、試験に限らず、すべて精神的の不安がある時は便秘に傾きがちであります。世人は之を特種の病気の如く考へて、それが大部分が不注意と習慣とから来る事を注

意しない。即ち多くの場合、忙しいとか不便であるとか、心配がある等のことから注意が他に向けられた結果、反射作用が妨げられて（便秘が　神山注）習慣づけられるのであります。

そして眠りについては次の「睡眠は随時随所で」の項にある。

普通、私共は睡眠によって、体内に出来る疲労素を除き去るのですから、活動する人は睡眠は絶対必要であります。殊に頭脳を過労させる人は充分の睡眠を要する事を忘れてはなりません。

睡眠時間の少い事を自慢する人をよく見るが、そんな人に限つて醒めて居る間も、尚ほ、頭脳の鮮明を欠いていて、対座し乍らよく居眠りして居る事が多い。こんな人は得て自動車等に轢かられるのであり《（原文ママ）》ます。

なかなかに奔放な記載である。これらは七〇年以上前の記載だ。しかし、いまもなお大いに当てはまる。唖然とする。

この本が発行された昭和一四年には料理屋などの午前〇時以降の営業が禁止され、男子は坊主頭が奨励され、女性のパーマネントも廃止されたという。さらにこの年九月には第二次世界大戦が勃発、この本が上梓されて二年七カ月後に日本は太平洋戦争に突入する。このような時期に「快」を冠した本を出版した著者、出版社の気概を推し量るとすさまじきものさえ感じてしまう。われわれも負けてはなるまい。

一方目を転ずれば、昭和一四年は明治維新から七一年、そしていま、平成二三年（二〇一一年）は太平洋戦争敗戦から六六年、という視点もある。そして太平洋戦争敗戦は明治維新の七七年後だ。そろそろまた時代の大きなうねりがすぐそこにまで来ているのかもしれない。いや二〇〇年後から見れば、いまはもうすでにその大きな変革の渦中にわれわれはあるのかもしれない。しかし時代がいかに変わろうとも、ヒトは動物である。「快」を求めるという動物の本質をヒトという動物が失うことはできないと思う。

昭和一四年から七二年を経て、いままた「快」を再度世に問う、ということは、ヒトは時代の変革の荒波の中、ついつい自らの本質を忘れがちになることを示しているのであろう。そして、そのような時代だからこそ、変わりようのない動物としてのヒトの本質を見据えた「快」を冠する書をいま改めて世に問うことが、ある意味時代の必然として、時代から求められているに違いない。

第2の快 食習慣からみた子どもたち

井出留美

はじめに――「食」の道を歩み続けて

あなたが現在の仕事についたきっかけは何だろうか。筆者の場合、「五歳のときに食に興味をもったから」である。絵本の『ぐりとぐら』に出てくるふっくらとしたカステラ、『ちびくろさんぼ』に登場する、黄色いバターを使って焼いたホットケーキ……子どものころに読んだ絵本の美味しそうな場面は、いまでもしっかりと覚えている。

大人になると、見栄や体裁、外聞にとらわれることもあるが、小さな子どもが感じることは素直である。子ども時代に好きだったたくさんのことは、大人になるにつれて〝ふるい〟にかけられ、最後に残るのは少しのことである。筆者は、自分の心の声に従って「食」の道を選んだと思っており、成長の過程で〝ふるい〟にかけられた結果、最終的に得られた自分の〝軸〟だと考えている。

筆者は、「食」という軸は、ほぼぶれていないが、これまで就いた職の経緯をたどると、紆余曲折《うよきょくせつ》がある。メーカーの研究所を経て、外務省の管轄であるＪＩＣＡ《ジャイカ》の青年海外協力隊に参加し、帰国後、大手書店の営業部の内勤業務、外資系食品企業での広報業務全般や、栄養表示の確認や海外の栄養チームとのやりとり、社会人大学や大学院に六年間通い、社会貢献関連の業務や、食育授業、講演などを行ってきた。その後、東日本大震災をきっかけに、女子栄養大学の非常勤講師はじめ、新たなキャリアへ一歩踏み出そうとしている。高校生時代の夢は「田舎の小学校の給食のおばさん」だった自分が、このようなキャリアを積み、このようなポジションに至るとは思ってもみなかった。

外資系食品企業を選んだときの理由は単純で、「食べものの会社だから」。だが、仕事をしていくうちに、会社の理念である「栄養豊かな食品で、世界の人々を健康に」に深く共感した。

筆者の父は、脳梗塞のため四六歳で他界した。銀行員という職業から来る過労や精神的ストレス、不摂生な食生活や飲酒も一因だったのかもしれない。何を食べようが何を飲もうが、個人の勝手と言う人もいるだろう。だが、そのために命を落としたり、症状に苦しんだりするならば、その家族は苦しく悲しい思いをする。「自分が欲しいと思うものを食べていればそれでいいのさ」と言って健康でいられる人は幸せである。おそらく、身体にとっていい食材を選ぶ五感が、これまで生きてくる過程で養われた人であろう。〝快〟の感覚が狂っていない人である。ただ、世の中、そのような人ばかりではない。〝快〟の感覚がずれてしまったため、過食症や拒食症になる場合もある。

どんな食べものがどんなときに〝快〟なのか。それを身体で覚えて染み込ませられれば、こんなに幸せなことはない。どのような食生活が〝快〟なのかを身につける。そのチャンスを失い、さまざまな症状に苦しんでいる人もいる。そんな人たちが、少しでも楽になり、幸せになり、よい人生を送るために、〝食〟に関する知識や情報が貢献できたらと思っている。

1　子どもに食べる楽しみを！

子どもとおやつ

食べものへの興味がわいたのは、筆者が五歳のときである。風邪をひいたとき、母が作ってくれたくず湯。葛粉と砂糖と水を混ぜて火にかけると、液体が、だんだんとろみを帯びてゲル状になってくるのが不思議だった。母の愛読していた書籍「家庭の料理」や、ある食品メーカーが当時発行していたデザートのリーフレットを読むのが好きだった。

子どもにとって、「おやつ」とは、大人になってからのよき思い出であり、少ない食事量を補うための「第四の食事」である。

〈驚くべき子どもの「食生活」〉

現代の子どもたちはどのようなおやつを好んで食べているのか。九九名の小学四～六年生を対象とした調査結果[1]によれば、最も人気があるのはスナック菓子（六五％）、次いでチョコレート・チョコレート菓子（六一％）、プリン・ゼリー（三九％）、クッキー・ビスケット・クラッカー（三八％）、おせんべい（三五％）、ドーナツ・ケーキ類（三四％）……と続く（図２－１）。

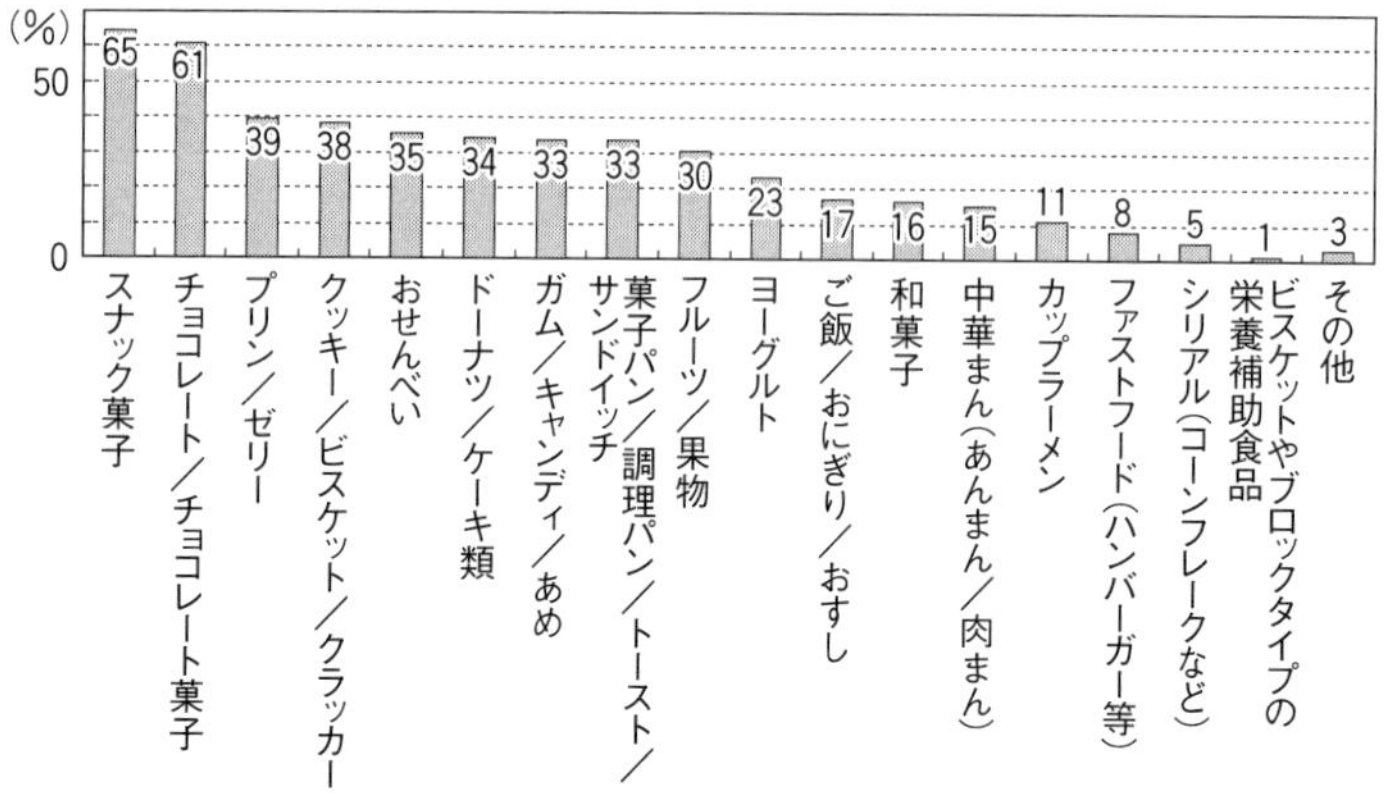

図2－1　子どもがおやつでよく食べているもの

二〇〇七年に、小学四年生から六年生の子どもをもつ母親一〇〇名に、子どものおやつや食生活について調査した[2]。一日三回の食事とおやつ（間食）に対する母親の意識や、実際に子どもが食べている食事一日分（朝食・昼食・夕食・間食）を、携帯電話のカメラで写真撮影してもらい、現状の食事と母親の意識とを比較することにより、母親の、子どもの食生活に対する意識と実態の違いを浮き彫りにした内容である。

五割以上の母親が、子どもの食事について満足しているかとの問いに「満足している」と答えた（図2－2）。しかし、撮影された一〇〇名分の子どもたちの食事内容の写真をみると壮絶である（図2－3）。チョコレートを二〇～三〇個もおやつに一気に食べたり、朝食がプリンだけだったり、おやつが多すぎて夕食が一品だけだったり……。おやつで摂取しているエネルギーの最高値は八三〇キロカロリーにも及んでいた。どうかすると、成人の一食分の摂取エネルギーを超える量である。脂質摂取量の平均値は、適正値の二倍にもなっている。どうりで夕飯が食べられないわけである。図2－4をみると、適正値の一〇〇％（内側から数えて二つめのレー

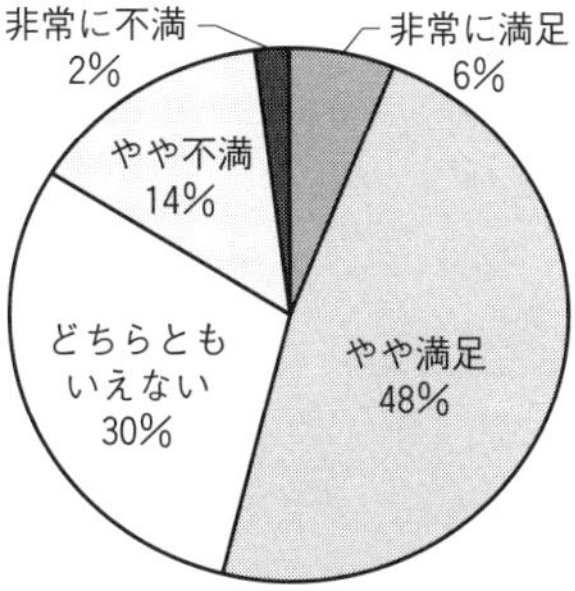

図２－２　現在の子どもの食生活に対する母親の満足度

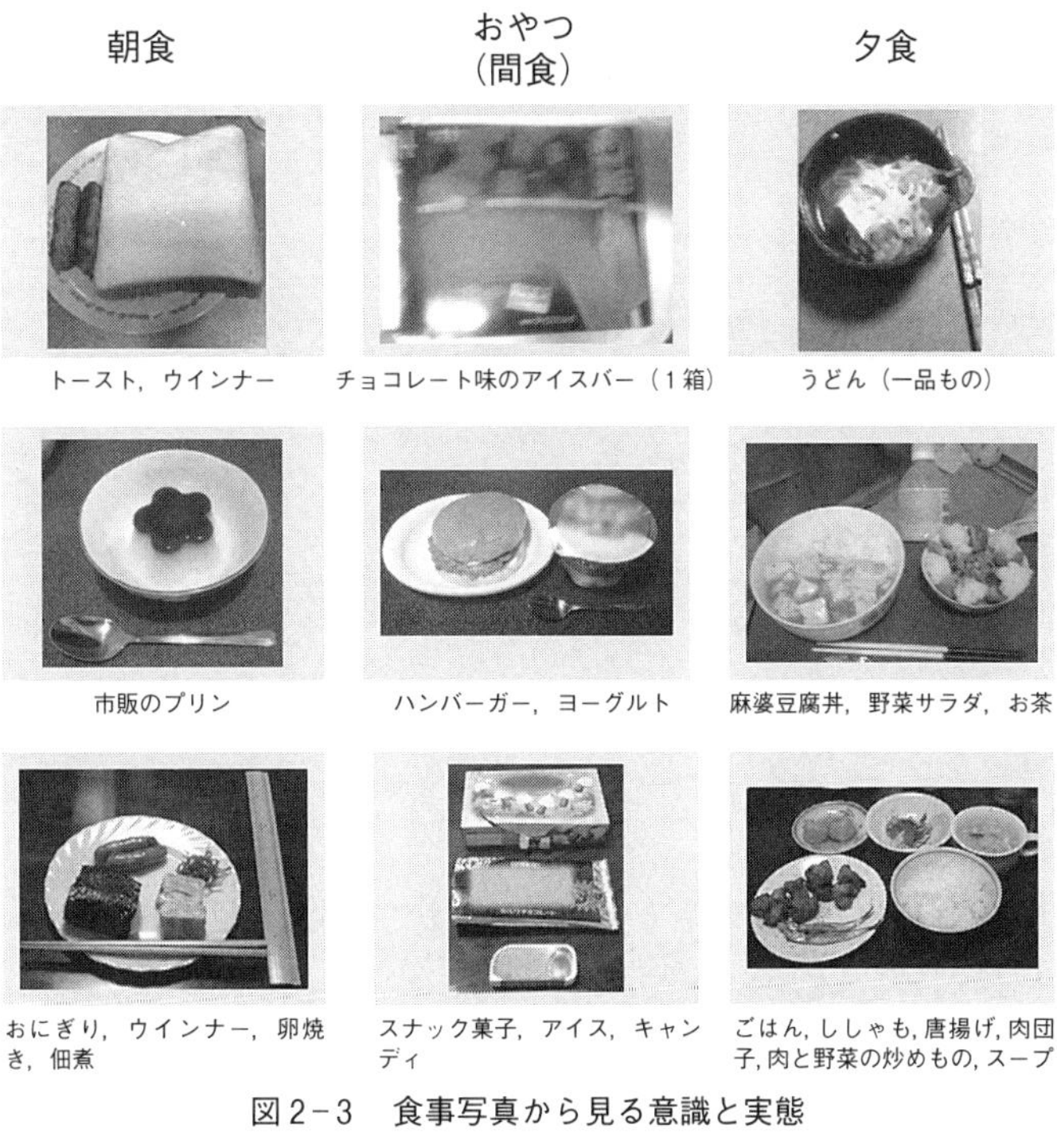
朝食
おやつ
(間食)
夕食
トースト，ウインナー
チョコレート味のアイスバー（１箱）
うどん（一品もの）
市販のプリン
ハンバーガー，ヨーグルト
麻婆豆腐丼，野菜サラダ，お茶
おにぎり，ウインナー，卵焼き，佃煮
スナック菓子，アイス，キャンディ
ごはん，ししゃも，唐揚げ，肉団子，肉と野菜の炒めもの，スープ

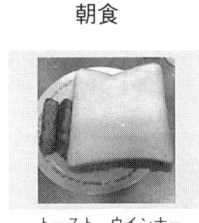

図２－３　食事写真から見る意識と実態

ダーチャート）に対して、エネルギーや脂質が大きくはみ出していることが一目瞭然である。

〈おやつは第四の食事〉

だが、調査対象者全員のエネルギー摂取量や脂質摂取量が多いわけではない。中にはおやつをまったくとらない子どもや、夕食の摂取エネルギーが二〇〇キロカロリーしかない子どももいた。二〇〇キロカロリーとは、おにぎり一個分程度、それこそおやつ程度のエネルギーしかない夕食をとっていることになる。おやつからのエネルギー摂取の適正割合は約一〇％だが、平均で一五％を超えており、一日のエネルギーでもっとも多く占めているのは学校給食だった（図２－５）。対象者は、学校給食から主要なエネルギーを摂取していることになる。

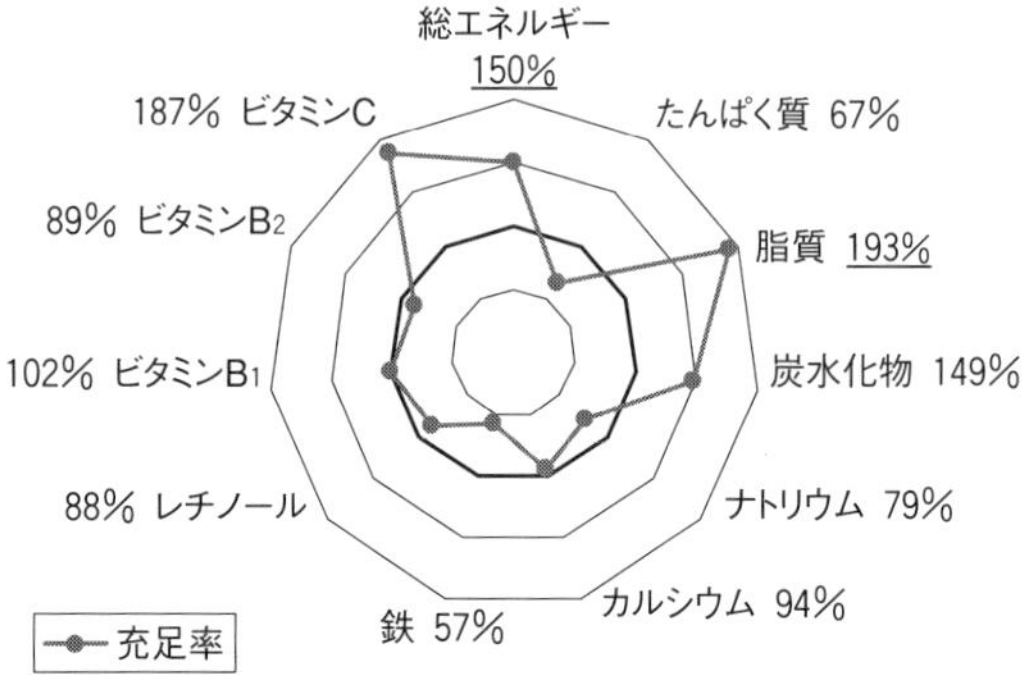

図２－４　子どものおやつの栄養バランスの充足率

また、母親の半数近くは、おやつの栄養素に関しては無関心であることがわかった（図２－６）。とくに、幼児の胃袋は小さいので、一日三回の食事だけでは、必要な栄養素を補うことができない。「おやつは第四の食事」と言われるゆえんである。エネルギーや脂質の過剰摂取はもちろん懸念事項だが、気になるのはおやつの質と内容である。大人になったとき、彼らは、自分の子ども時代のおやつを、はたして懐かしく思うのだろうか。

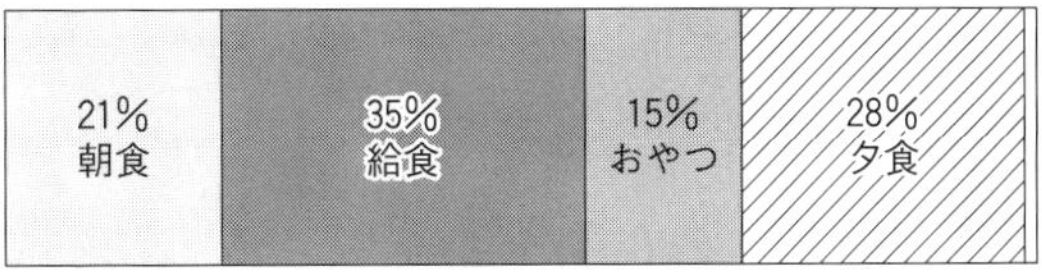

図2−5　子どもの一日のエネルギー摂取量（平均値）の食事別比率

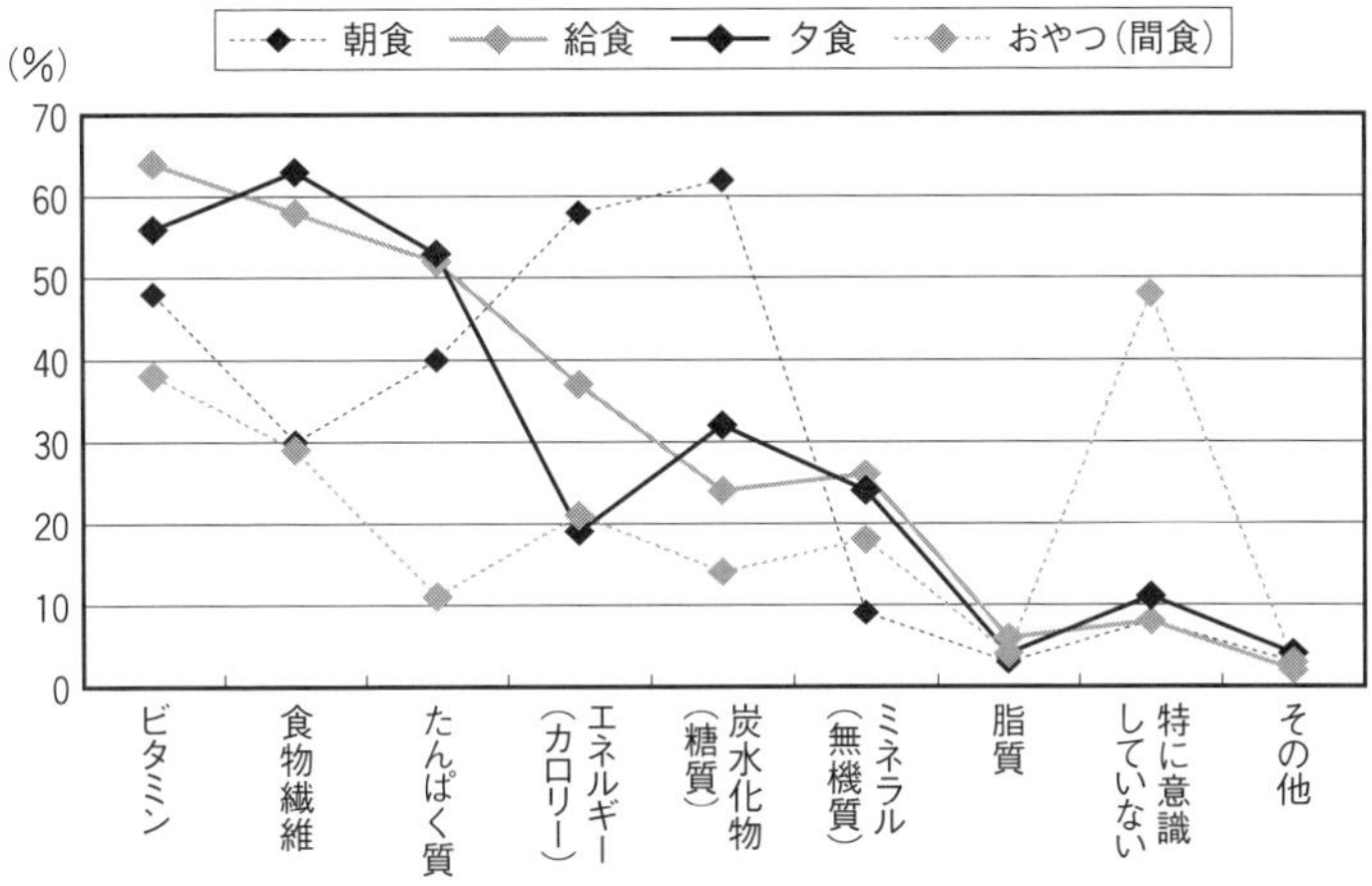

図2−6　母親が子どもに摂取させたい栄養分

子どもの創造力

五歳のときに食べものに興味を抱いたのは前述のとおりで、そのころから、食品メーカーのデザートの冊子を読んだり、母がカップケーキを作る過程を観察したりして、お菓子作りに興味があった。小学校五年生のころ、たしか長野のりんごが手に入ったとき、「このりんごとシナモンを使って、こうしてああして……」とレシピを考えるのがワクワクしてとても楽しかった。当時、自宅にはオーブンがなかったので、アップルパイは、フライパンを使って焼いた。

　その後、転校した先の学校で、料理クラブに入った。ところが、いまでもよく覚えているのは「若草きんとん」と題したお菓子である。芋からふかして作るものだと思っていたところ、なんと、すでに大人の手で、きんとんの最終形までできあがっていたのだ。われわれがやるのは、できあがった若草きんとんの型をただ抜くだけ。型を抜くだけなら幼稚園児でもできる。「なんなんだ、これは？」「つまんない」「こんなちゃちなことしかしないなら、もう料理クラブは辞める」と、子ども心に大いに不満に思い、翌年は手芸クラブに入った。

〈触覚で味わう楽しみ〉

厚生労働省の調査によれば、子どもの食事で親が困っていることの第一位に、「遊び食い」があげられている。二番目に「むら食い」「食べるのに時間がかかる」「偏食」「少食」「散らかし食い」「よく噛まない」「食欲がない」などが続く。子どもは、もともと気が散りやすい性質をもっているが、食卓を囲む環境にも注目したい。テレビをつけっぱなしで食べていたり、おもちゃやゲームで遊びながら食べたり、といった状態ではないだろうか。子どもが食事に集中できるような環境を、保護者がきちんと整えてあげたい。

ただ、子どもは食べものを手で触るのが好きである。食べものは、味覚や嗅覚、視覚で味わうものだが、触覚で味わうものでもあるのだ。大人になると、それを忘れてしまうことがあるが、子どもは、食べものを手で触って楽しむ。また、お菓子作りやパン生地をこねることも、好きな子は大好きである。創造力を働かせて、いろんなものを作る。子どもにとっては、いろんなことが新鮮なのだ。そんな子どもの楽しみの芽を、大人が勝手に摘まないようにしたいと思う。

2　身体によい食べ物・食べ方

「身体」が教えてくれること

筆者が小学校三年生のころだったろうか、あるインスタント食品が美味しくて、毎日食べ続けたことがあった。一週間ぐらい経ったころ、突如、嘔吐した。子ども心に、これは食べすぎてはいけないものだと実感した。それ以来、このインスタント食品をほとんど食べていない。中学時代、脂っこいものをたくさん使っているものを食べたときにも、猛烈にお腹が痛くなり、病院に運ばれたことがあった。それ以来、脂っこいものは、あの激しい腹痛が起こりそうで、よほど空腹のときでないと食べられない。

〈「食べたい」気持ちが出発点〉

この経験を経て、人は、本来、何がよくて何が悪いかを知っており、自分の気持ちに素直に従って食べるのがよいのではないかという思いを抱いた。大人になり、私が食べて吐いたこのインスタント食品や脂っこい食品は、一般的に「健康によくない食べもの」という認識が浸透していることに気づく。しかし筆者の場合、自分が実際食べてみて、お腹が痛くなったり吐いたりという経験を通して「この食べものは食べすぎたら身体によくない」ということを身体で学んだのだ。頭で考えたのではなく、人から「食べるな」と指示されたのでもなく。

野菜を食べたくなるとき、ご飯を食べたくなるとき……無性に「これが食べたい」と思うときがある。

そんなときは、自分の心の声に従って食べる。しかし「これが食べたい」という強い思いは、空腹感を感じなければ出てこない。現代の子どもたちは、はたしてどれだけ空腹感を体験しているだろうか。

子どもと食育

「食育」という言葉が初めて使われたのは、明治時代だという。明治三一年（一八九八年）に発行された、石塚左玄著の『食物養生法』に、「躰育（体育）智育才育は即ち食育なりと観念せざるや」という、食育の重要性を説いた言葉がある。また、明治三六年（一九〇三年）に発行された、村井弦齊著の『食道楽』には、「智育よりも体育よりも一番大切な食育の事を研究しないのは迂闊の至り」という、前述の言葉と同様の記述がある。その後、一世紀を経て、二〇〇五年に制定された食育基本法で、ふたたび「食育」が登場する。

〈求められる親への食育〉

「食育」に対する意識について、学校栄養士と親を対象とした調査を実施したところ、双方の意識にギャップがあることが示された[3]。学校栄養士二七五名と小学生の子をもつ母親三〇〇名に、「食育が最も必要なのは誰ですか」との質問をしたところ、幼児・小学生・中高生といった、「子どもに対して必要」という回答は、学校栄養士・母親ともに共通していたが、「親自身に食育が必要」と回答した学校栄養士が八割近く（七九・三％）いたのに対し、親自身は、自分に食育が必要だと答えたのは半数以下（四四・〇％）であった（図2-7）。自由意見の中には「忙しくて食育どころではない、学校でやって」という回

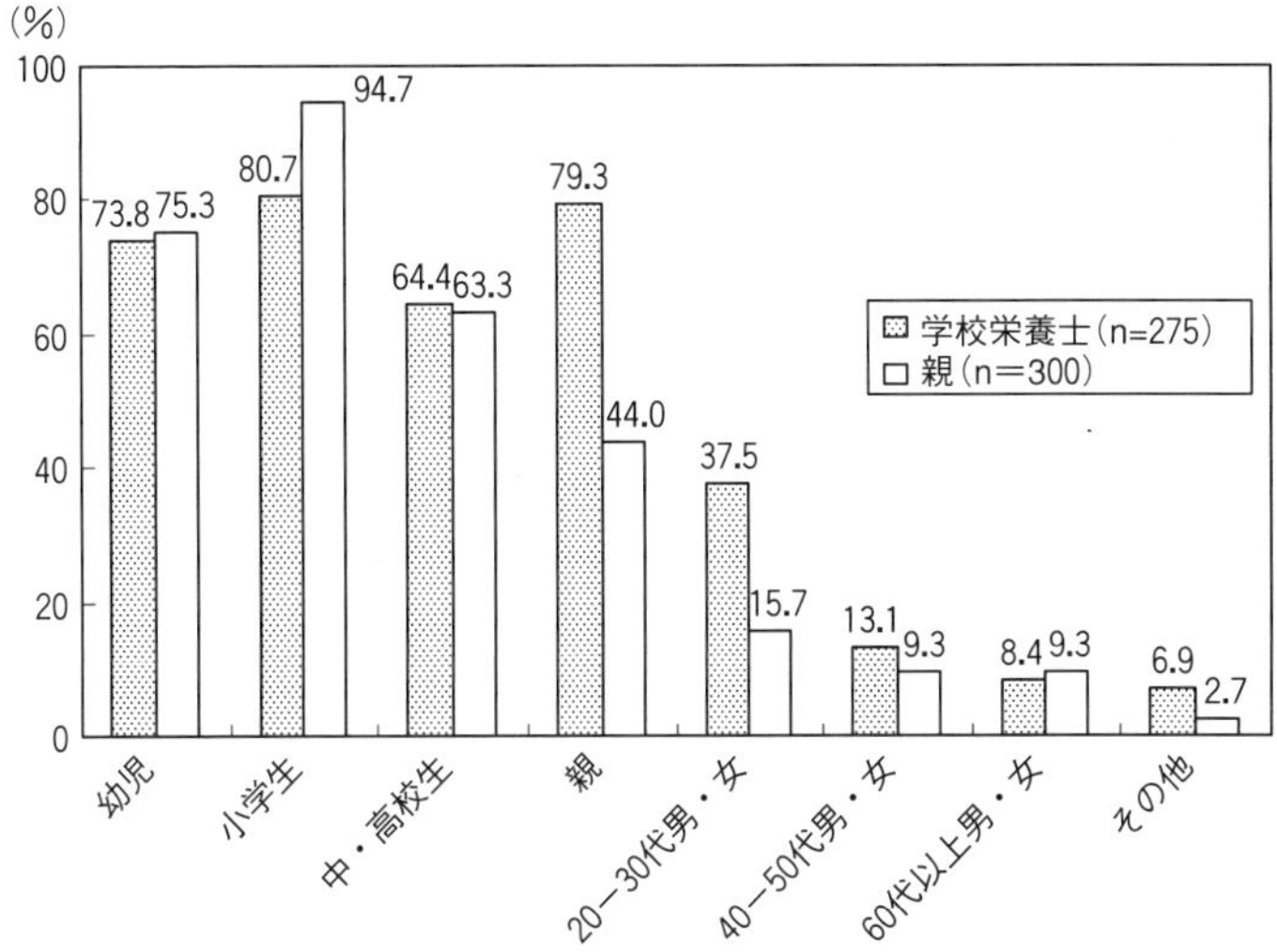

図２−７　「食育が最も必要なのは誰ですか？」(複数回答)

答もあった。

食は、本来、基本的なところを家庭で学ぶことが多い。たとえばお箸の持ち方や、食卓で他者と共に食べるときのマナーなど。ところが、家庭での教育能力が落ちているのではと思う場面によく出会う。複数で地べた座りをして菓子や食事をとる姿は多くの人が指摘しているが、電車の中でカップ焼きそばを食べていた女子高生、通勤時間帯の満員電車で立ったままスナック菓子を頬ばる妙齢の女性、いきなり電車に飛び込んできて座っている人の前に立ち、メロンパンをもごもご食べながら携帯電話を小耳にはさんでしゃべり続ける女性などの事例もある。まだベビーカーに乗っている年齢の子どもに、味の濃いものを食べさせている親も散見される。味覚が定まっていない時期の子どもに味の濃いものを与えすぎると、成長してから味の濃いものしか好まなくなってしまう。離乳食として親がプリンを六個食べさせたため、卵や乳製品のとりすぎで病院に運ばれた子どももいたそうだ。子どもの食の乱れが取り沙汰されるが、それは大人の食の乱れに起因している可能性も考えられる。

疲れている子どもたち

筆者が子ども時代、「疲れた」と言った記憶はあまりない。もちろん、激しい運動をしたあとなどは、体力を消耗して疲労感を覚えることもあったかもしれない。数年前に聞いて驚いたことは、東京都内の小学校の保健室に「疲れはその日のうちにとりましょう」という標語が掲げられているということであった。最初に聞いたとき、これは小学生に向けた言葉なのか?と耳を疑った。中高年男性に向けた言葉ではないのか? いまどきの小学生は、そんなに疲れているのか。身体が疲れているというより、精神的に疲弊してしまい、それが身体に影響を及ぼしているのだろうか。

〈無理をしないで朝ごはん〉

独立行政法人日本スポーツ振興センターの平成一七年度(二〇〇五年度)児童生徒の食生活等実態調査では、「疲れやだるさを感じる」小学生が、「しばしば」と「ときどき」を合わせると三一・四%(図2-8)、中学生では、「しばしば」と「ときどき」を合わせると半数近く(四七・五%)にも及ぶ(図2-9)。

不定愁訴が多いという背景をふまえ、朝食欠食気味で不定愁訴の症状をもつ八~一二歳の子ども五九名に、二週間シリアルの朝食をとってもらい、不定愁訴の症状がどのように変わるか確認した。[4] その結果、「眠い」と答えた子どもが、朝食摂取の習慣がつく前には四六・二%だったのが、朝食摂取の習慣をつけ

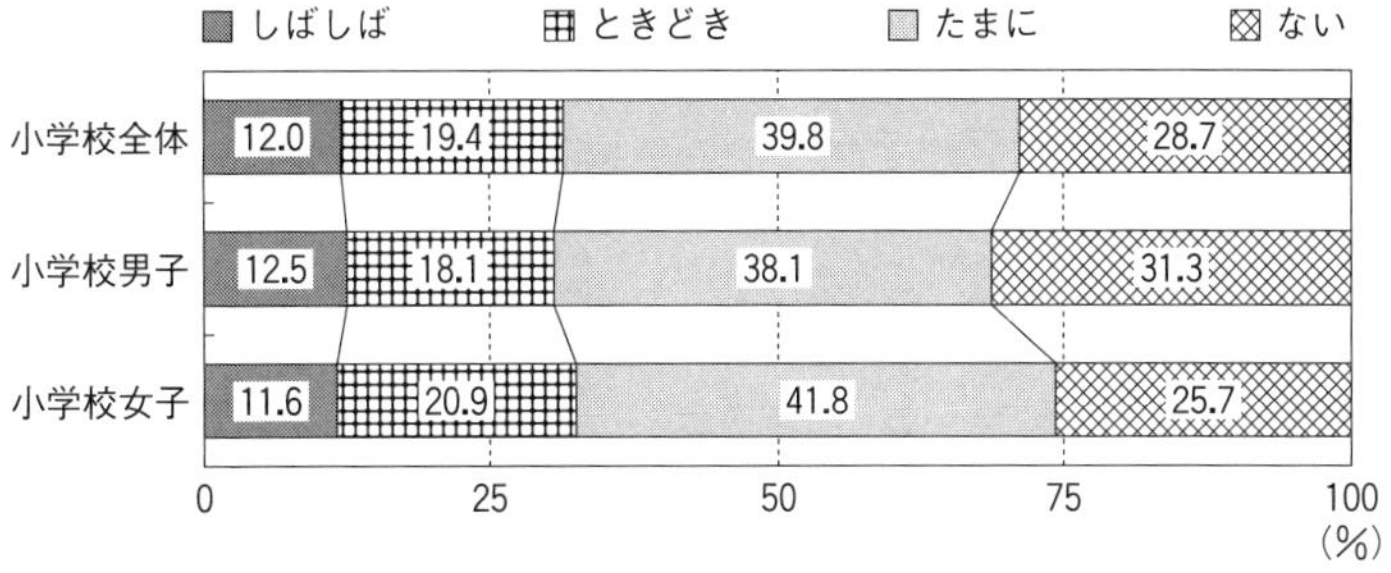

図2−8 「疲れやだるさを感じるか」（小学生）

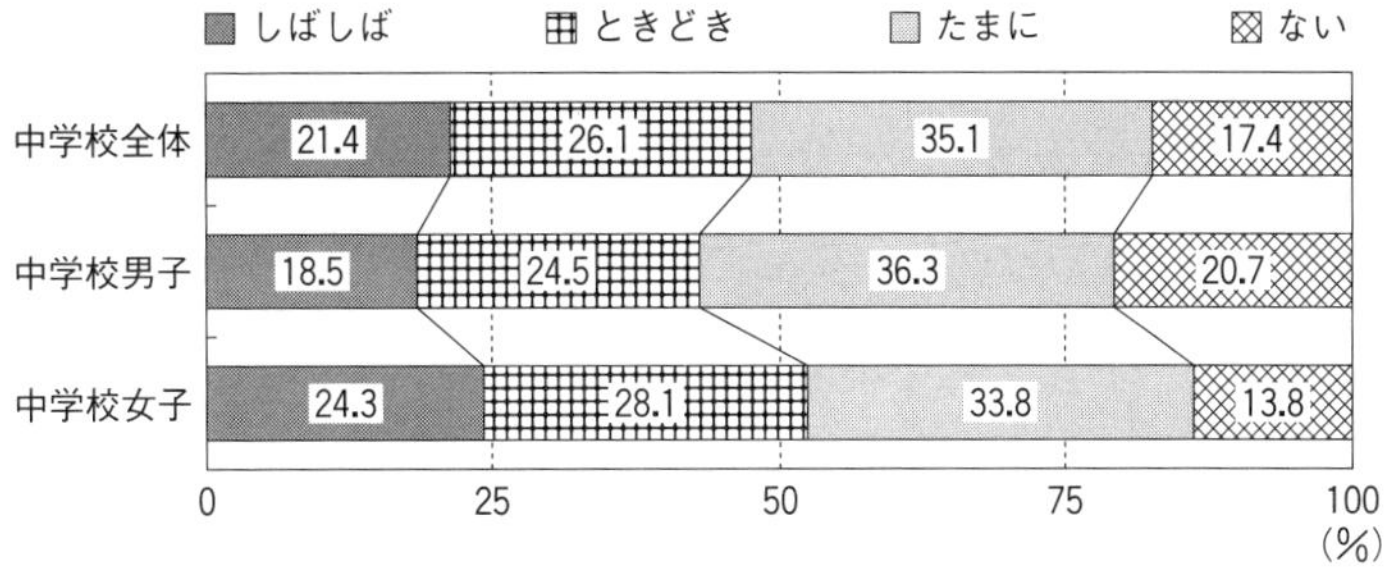

図2−9 「疲れやだるさを感じるか」（中学生）

たあとには三〇・八%まで減少した。「あくびが出る」は、三四・六%から一一・五%へ、「だるい」は、二一・二%から三・八%まで減少した（図2−10）。また、平均で一日一回の便通がなかった子どもに、ほぼ一日一回の便通が起こるようになった。朝食をとるだけで、これだけ不定愁訴と便秘が改善されるのだ。

この調査では、朝食欠食していた対象者が、これをきっかけに朝食をとるようになったといううれしい結果もついてきた。調査前には、一週間七日中、四・八日しか朝食をとらなかった対象者が、調査中は六・八日とっており、終わってから二週間後の追跡調査では、六・三日とっていることがわかった。四カ月後に追跡調査した結果でも、ス

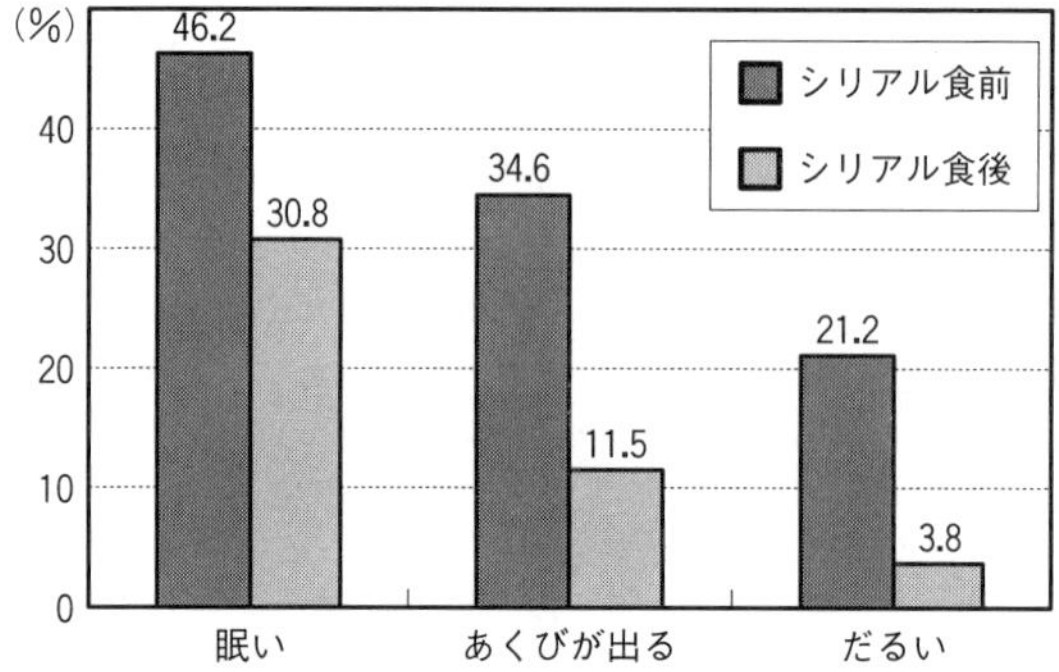

図2-10　子どもの不定愁訴が2週間の朝食摂取により軽減

タート時の朝食摂取率より高くなっていた。朝食欠食者に、朝食摂取の習慣がついたということである。

朝食をとらない人にとって、いきなり、和食のような定食のご飯を準備して毎朝食べろ、というのは難しく、現実的でない。シリアルであれば、準備するのも食べるのも簡単なので、朝食摂取の習慣をつけやすいといえる。

〈塾に行く子の夕食対策〉

塾の営業時間帯は学校が終わってからの時間なので、どうしても子どもたちの夕食時間と重なってしまう。そこで、子どもたちが塾へ行く前に軽く食事をとっておくことが必要になってくる。あまりお腹いっぱいに食べても勉強ができなくなるし、何も食べていないとお腹が空きすぎて、頭が働かなくなってしまう。

そこでおすすめなのは、おにぎりなど、手軽に食べられて、適度なエネルギー量をとれるもの。おにぎりの具に野菜やひじきなどが入っていると、ビタミン・ミネラルや食物繊維を摂取できるので、なおよい。自宅で軽食がとれる場合は、さつまいものふかしたものや、野菜を使った煮込み料理（カレー、シチュー、筑前煮など）、あるいは牛乳を使ったミルクココアを飲んだり食べたりするのもよいが、すべての子どもが自宅で軽食をとる余裕があるわけではなかろう。コンビニエンスストアなどで選ぶ場合は、たとえばおにぎりと野菜ジュースなどの組合せもありかと思う。夜遅くにドカンと大量に食べる生活だと、満腹状態で眠ることになってしまい、本来なら、眠っている間に分泌される成長ホルモンが分泌されにくくなってしまう。塾に行く前に適量をとってほしい。

野菜を食べる習慣を身につけよう

大学の食物学科を卒業し、最初に入社したメーカーを辞め、青年海外協力隊に参加したきっかけはいくつかあるが、「やっぱり食の世界で生きていきたい」と思ったのもそのひとつだった。赴任先はフィリピンである。

青年海外協力隊には当時、一六〇種類の職種があり、私の職種は「食品加工」だった。フィリピンの食べもので何に苦労したかというと、一言でいうと「野菜」である。野菜のおかずはあるものの、日常的に野菜をたっぷり食べる習慣があまりなく、野菜の彩りのよさを生かす家庭料理がほとんどない（パーティなど、お祝いごとのときは別）。

自分自身の食生活においても、野菜をたっぷり食べたいと切実に思ったし、現地の食生活を指導していくにあたっても、フィリピン人の、もともとの野菜のとり方をどう改善していくかに苦慮した。食習慣や食嗜好は子ども時代に身につけたもので、日本の食習慣のよさをそのまま受けいれてもらうことは難しく、食生活というものはそう簡単に変わらないということをひしひしと実感させられた。

〈食生活調査の結果から〉

ところで野菜は本当に健康によいのだろうか。一九九九―二〇〇三年にかけて、途上国を含む世界のほぼすべての大陸（北米・南米・東南アジア・中東・アフリカ・東欧・西欧）の、心臓病患者と健常者一万六〇〇〇人を対象に行われた食生活調査「INTERHEART」により、野菜や果物を多くとる人は、ほとんどとらない人やまったくとらない人に比べ、心臓病に罹患するリスクが三〇％低いことがわかった。心臓病患者は、以前は欧米諸国などの先進国に多かったが、現在では途上国において増えてきており、世界の心臓病患者の約八〇％が、途上国の国民であるとも言われている。

この調査では、揚げ物や塩分が多い食品、卵や肉などを好む人は、揚げ物や肉をほとんどとらない人やまったくとらない人に比べ、心臓病リスクが三五％高いという結果であった。このような調査結果のほかにも、野菜の摂取とガンの発症リスクを検討した疫学調査の結果などもあり、メタ・アナリシス（過去の複数の研究結果を統合し、総合的に分析して結論を導き出すこと、あるいはその手法や統計解析を指す）によれば、ビタミンやミネラルを含む野菜を適度に摂取することは、健康に寄与すると考えてよいだろう。

〈子どもを野菜好きにするコツ〉

株式会社ヘルシーピットの代表取締役で管理栄養士の杉本恵子先生は、希望する子どもたちを農家に連れていって野菜中心の食生活を送るプログラムを実施している。株式会社ヘルシーピットは、食の専門家である管理栄養士と栄養士が中心となり、子どもから年配の方まですべての人々の健康を願い、食を中心に、運動・休養などの生活習慣を改善する健康づくりプログラムを全国で推進している会社である（当社ホームページより抜粋）。

このプログラムに参加した子どもたちは、滞在中、野菜を中心とした食生活を送る。バーベキューも、肉は食べず、野菜を食べるという。子どもたちは、このプログラムを終えて自宅に戻ると、親に、「あの野菜を買って」とねだるそうである。野菜を育てるという体験をし、野菜が美味しいという実感を得たからであろう。杉本恵子先生は「子どもが野菜嫌いだと決めつけてはいけない」とおっしゃっている。

一日五皿分以上の野菜と二〇〇グラムの果物を摂取することを提唱している「5 A DAY（ファイブアデイ）協会」は、ホームページで「子どもを野菜好きにするテクニック」を紹介している。こちらも非常に参考になる。http://www.5aday.net/eathabits_balance.html

また、『やさいのだいすき』という絵本がある（こぐま社　柳原良平 作・絵）。身近な野菜を切り絵で紹介しており、それぞれの野菜に目・鼻・口がついて親しみやすい顔になっている。対象年齢は二歳から。小さい子どもが野菜に親しみをもつのによいと思う。野菜に関連した絵本はほかにも多数あるので、一部ご紹介しておきたい。

『ぐりとぐらとすみれちゃん』（福音館書店　なかがわりえこ 文　やまわきゆりこ 絵）
『14ひきのかぼちゃ』（童心社　いわむらかずお さく）
『にんじんばたけのパピプペポ』（偕成社　加古里子 絵と文）
『やさいのおなか』（福音館書店　きうちかつ さく・え）
『にんじん』（福音館書店　せなけいこ さく・え）

3　子どもの肥満

肥満を招く生活習慣

転校の多かった筆者は、愛知県で三つ目の小学校を卒業した。中学校からは福岡県久留米市に住むことになっていたので、卒業式では、一人だけみなと違うセーラー服、紺地に赤いスカーフの制服を着て出席した。久留米という土地にはすぐなじむことができ、多少、標準語と異なるイントネーションがあるものの、おおらかな気質は、〝よそ者〟の転校生にとってうれしい限りだった。

福岡市から電車で三〇分程度という、ある程度都会であり、かつ山や川や海の近くであるという自然に恵まれた環境もあり、ブラスバンド部に入部し、とても居心地のよい中学校生活を送っていた。久留米は、父の出身地でもあった。この地で高校を卒業した父は、高校野球をやり、甲子園出場を果たしたのだった。両親と弟と四人で、父の高校時代の野球部の後輩の鮨屋によく通った。何の悩みもない幸せな日々を送っていたが、中学校三年生で変化が起こる。高校受験のための自宅での勉強の際、ラーメンやドーナツなどを食べすぎて太ってしまったのだ。中学に入学したとき四〇キロ台だった体重は、三年時には六〇キロを超えていた記憶がある。思春期の女子にとって、自分の容姿に自信がもてないのは、悲しい状況であった。

〈子どもの肥満率は二〇年で二倍に〉

東京都教育委員会の調査によると、昭和五五年（一九八〇年）から平成一二年（二〇〇〇年）までの二〇

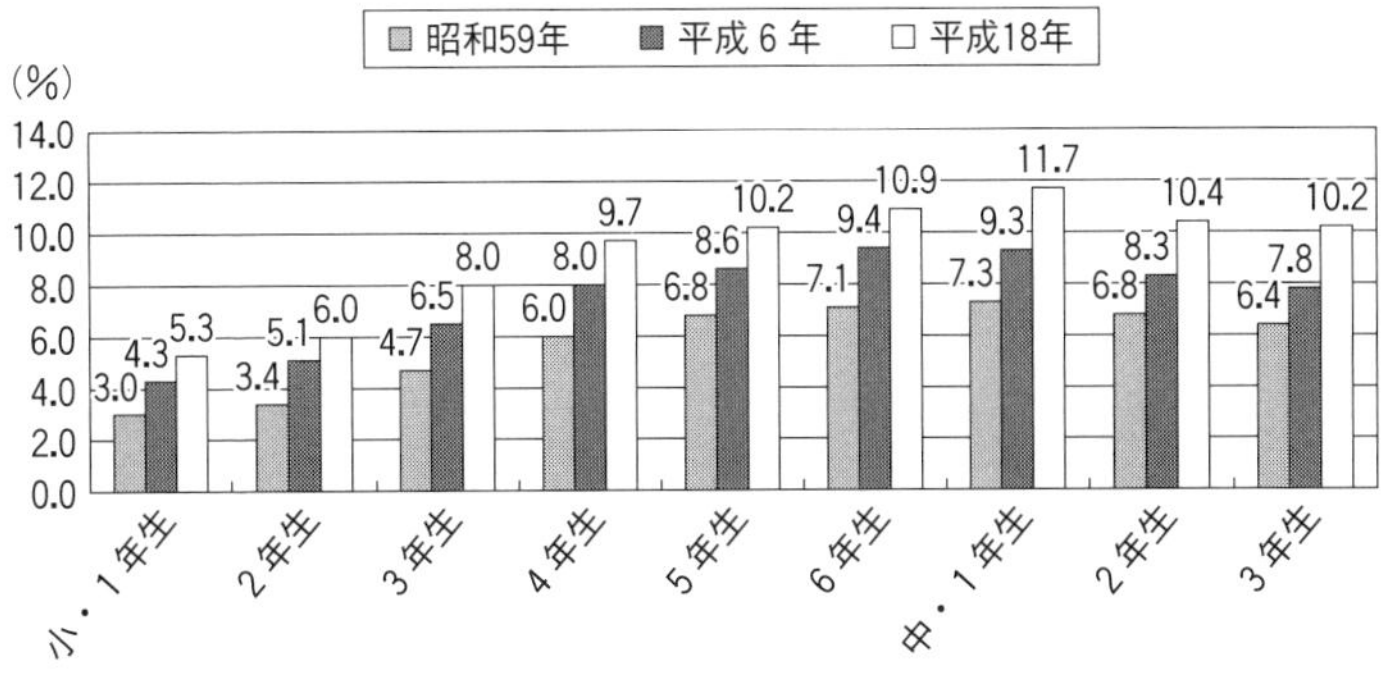

図２−11　肥満傾向児の割合　（学校保健統計調査）

年間で、東京都の児童・生徒の肥満がほぼ二倍に増えている。また、学校保健統計調査[5]の結果によると、昭和五九年（一九八四年）から平成一八年（二〇〇六年）にかけての二〇余年で、子どもの肥満は、小学校一年生から中学校三年生まで、どの学年でも増えている。とくに、平成六年（一九九四年）までは、どの学年も、肥満の割合は一ケタにおさまっていたのが、平成一八年（二〇〇六年）になると、小学校五年生から中学校三年生までにかけて、どの学年でも、肥満率は二ケタに上昇している（図２－11）。

とくに、幼児期から小学校にかけての子どもの肥満は、保護者である大人の肥満や食生活などの生活習慣とも密接に関連している。

〈「肥満を招く食行動」を改善するには〉

そのような背景を鑑《かんが》みて、朝食欠食ぎみの親子一八名に、約六カ月間（実質四カ月）、炭水化物を中心とした朝食をとってもらう調査を行った[6]。炭水化物として使用したのは、ビタミン・ミネラルが強化されたシリアル。六カ月間という長期間なので、飽きてしまわないよう、定期的に運動インストラクターを呼び、運動の仕方を教えたり、シリアルの飽きない食べ方を教えたりした。調査を実施した地域は、東京都内から離れており、車社会で、大人も子どもも車で移動することが多く、適切な運動量が不足しているケースも多かった。

しかし、炭水化物中心の食事を導入したところ、子どもグループでは、脂質の摂取量が、適正値の二五％を超える二八・七％だったのが、六カ月間（実質四カ月間）の朝食摂取習慣により、二五・三％と、ほぼ適正の範囲に近づいた（図2－12）。脂質をとりすぎていたのを、炭水化物を増やすことにより、PFC比率（「Protein たんぱく質：Fat 脂質：Carbohydrate 炭水化物」の割合）が、バランスよい形に近づいた

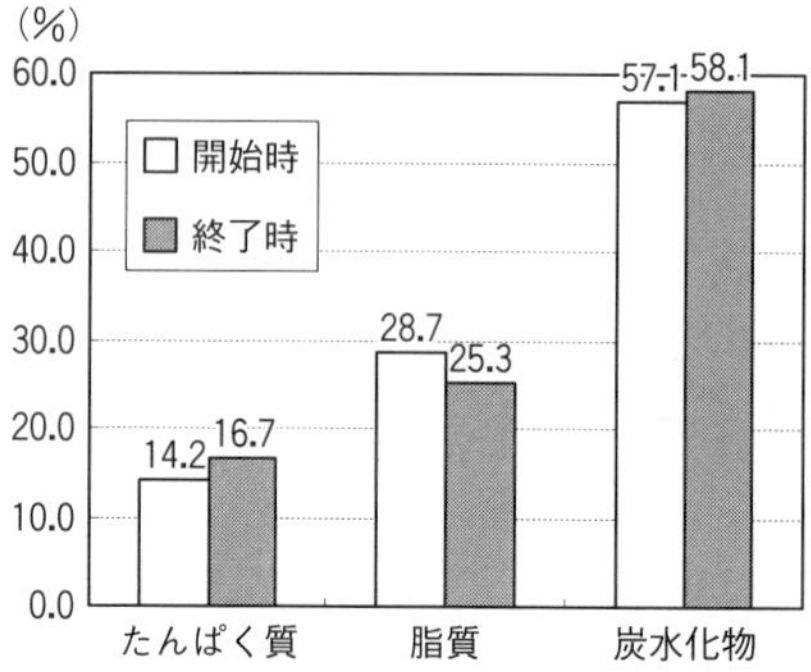

図2−12　PFC 比率の変化

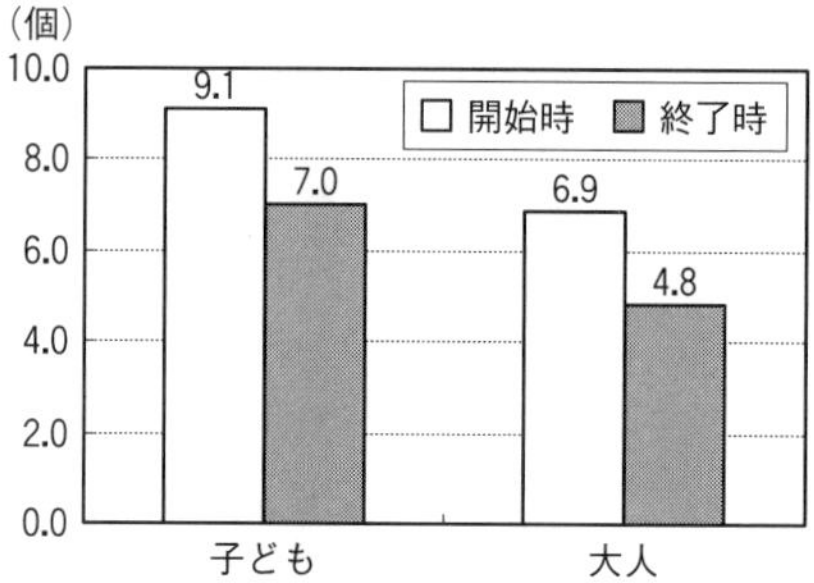

図2−13　肥満を誘引する食行動の項目数の変化

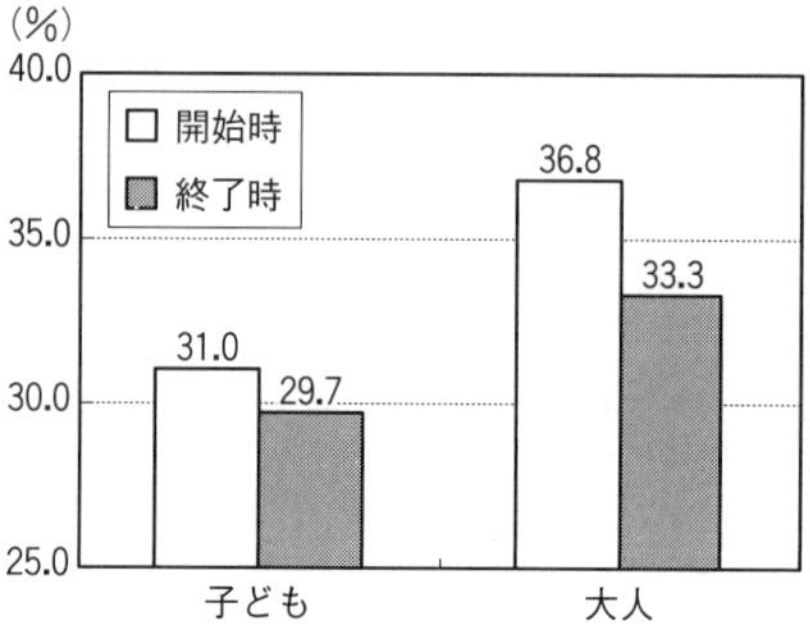

図2−14　体脂肪率の変化

といえる。

また、肥満を誘引する食行動二〇項目も、子どもグループで九・一から七・〇へ減少、また大人グループで六・九から四・八へと減少した（図2－13）。〝肥満を誘引する食行動〟とは、具体的には、「夜ご飯を遅く食べる」「ながら食いが多い」「食事開始時間が不規則」「一皿料理が多い」「油っこいものが好き」「甘いものが好き」などである。これらの望ましくない行動が、朝食摂取の習慣をつけ、主食（炭水化物）をしっかりとるようにすることで改善された。また、体脂肪とＢＭＩ（肥満指数・体格指数）も改善し、体脂肪に関しては、子どもグループで三一・〇％から二九・七％へ減少、大人グループで三六・八％から三三・三％に減少した（図2－14）。適正値に近づいたのである。

子どもの肥満は、ともすると、自尊心の欠如や活動範囲の矮小化《わいしょうか》につながる。正しい食生活こそが気持ちのいいことだ、という〝快〟の感覚を子どもに教えてあげて、習慣づけさせるのは、保護者である大人の役目である。

子どもとダイエット

ダイエットは本来、食餌療法を指すが、昨今では、食事制限の意味で使われることが多くなっている。筆者は、中学校二年生までは、ダイエットということをまったく意識せずに育ってきた。ただ中学三年生時の受験勉強がきっかけで太ってしまったことは前にも書いた。福岡県の県立高校に入り、バドミントン部に入っても、体型は変わらないままだった。高校に入学した年の五月、すなわち受験に無事合格し、入学した翌月に父が東京へ転勤になり、一年間の父の単身赴任のあと、高校二年から千葉県の県立高校に入った。そして、そのままの体型ではいられなくなった。地方と首都圏とでは、体型に対する寛容度も違う、というのが、当時の筆者の感じたことであった。

そこで高校二年生の自分なりに実施したダイエットというのは、きわめてオーソドックスな方法であった。和食をメインとする和食ダイエット、かつ、夕食を早めの時間にとる方法である。基本的に三食すべてを和食とし、夕食は、学校から帰ってすぐに食べる（夕方のうちに）。お陰で、体調をこわさずに健康的なダイエットができた。ただし、大学入学後、あるいは就職後にも過食と拒食に苦しみ、太ったり痩せたりを繰り返すことになるのだが……。

〈フード・ファディズム〉

昨今では、早い子では小学生からダイエットを始めるという。食品一品だけを食べるダイエットや、朝食を抜くダイエット法など、偏った情報によるものが散見される。とくに若年層のダイエットでは、こんにゃくやりんごなどが「やせる」機能をもっていると誤解し、また食品のもつ機能に対して過剰に期待し、食事の内容が偏ることがある。このように、特定の食品の効果効能や影響を過大評価することを「フード・ファディズム」と呼ぶ。成長期の子どもにとって、無理なダイエットをすることは、心身の健康にとって危険であることは言うまでもない。女子の場合、月経が不順になる場合もある。一時的ならともかく、長期的に継続することにより、思春期神経性食欲不振症になる場合もある。

以前、生徒が牛乳をとらないので困っているという女子中学校から依頼を受け、牛乳についてのレクチャーをしたことがある。このときに使ったデータは、女子栄養大学の上西一弘教授が、平成一一年（一九九九年）から三年間、東京・埼玉・茨城・長野の男女中高生六〇〇〇名を対象に行った実験データである[7]。牛乳の摂取状況を、毎日四〇〇ml以上飲むグループ、一日二〇〇～四〇〇ml飲むグループ、一〇〇～二〇〇ml飲むグループ、一〇〇ml未満飲むグループ、ほとんど飲まないグループの五グループに分けて検証した。身長・体重については各グループ間に差はなく、体脂肪率を比較してみると、牛乳を多く飲んでいるグループのほうが、体脂肪率が統計的に有意に低いという結果が出ており、とくに女子に顕著であった。牛乳は太るという誤った先入観をもっている女子中学生が多いが、このようなデータを示すことにより、生徒たちが牛乳を飲むようになった、という声を聴くことができた。

また牛乳を「飲む」のが苦手な生徒には、牛乳を「食べる」発想をすすめてみた。すなわち、牛乳をシチューやカレーなどの煮込み料理に入れたり、グラタンやリゾット、炊き込みご飯に入れたり、ゼリーやプリン、ケーキに入れたり、シリアルにかけたり、などである。とくに成長期には、身長を伸ばしたいからという理由で牛乳を摂取しようと考える生徒や親が多くなるが、牛乳独特のにおいが苦手な場合は、料理に活用してみるとよいかもしれない。

〈「美容」と食育〉

ダイエットをする子どもは、男子よりも女子が多い。最近では、一〇代女性向け雑誌にも、手足が長くて細い読者モデルの露出が増えており、「自分もこんな体型になりたい」と思うあまりに、食べるのを我慢して体重を落とすなど、無理なダイエットに走る場合もある。その場合、モデルのデータをうまく活用し、女子中学生から大人の女性まで広く伝えている。

そのデータとは、モデル事務所に所属しているプロモデル（平均年齢二二・六歳、平均モデル歴四年九カ月）一〇五名を対象にした調査結果である。[8]〝美のプロフェッショナル〟であるモデルたちは、「美しい肌をつくるために心がけていること」として、第一位に「睡眠時間をたっぷりとる」をあげている。第二位は「ビタミン・ミネラル等の栄養バランスを考えた食生活をする」、次いで「便秘にならないようにする」「ストレスをためないようにする」「朝食は必ず食べる」があげられている。つまり、プロモデルは、美しさを保つために、基本的な生活習慣（睡眠・運動・排泄・食事）を大切にしているのだ。

このことは、翌年、同じ項目について、一般の働く女性五五八名に聞いた結果[9]と比べてもよくわかる。一般女性は、「美しい肌をつくるために心がけていること」として、第一位に「化粧品に気を使う」をあげている。つまり、内面より外面に気を使う人が多いといえる。プロモデルが一番目に「睡眠時間をたっぷりとる」をあげたのとは対照的である。

女性は、「健康」という切り口をキーワードにするより「美容」というキーワードを切り口にしたほうが、生活習慣を改善する努力にとっつきやすいという。明確なベネフィットを示すということだろう。「美容」を切り口にした食育もあっていいのではないかと思う。

コラム▽精神的安定感と食欲との関連性

筆者は小学校五年生の二学期に、埼玉県から愛知県の小学校に転校した。名古屋市から西へ電車で三〇分ほど離れたところで、転入出の少ない地域である。転校して初めて登校した際、まるで珍獣が来たかのごとく、別のクラスから〝転校生〟を見に来る子どもがたくさんいたほどだった。

この土地で、初めての方言、名古屋弁を体験した。関東地方から来た筆者には、うまく話すことができない。貝のように口を閉ざす。学校給食のとき、筆者の机に、みなの給食のゴミが全部集まってくるようになった。とくに女子は、番長格の生徒が決めることにみなが従うので、辛かった。女が結託する怖さを身に沁みて感じた。食欲もなくなった。涙が止まらずトイレに駆け込み、とうとう出て来られなくなり、心配した担任の先生や生徒が筆者を探し回ったこともあった。その後六年へ進級し、同じメンバーがそのまま上に上がっただけだが、気持ちも一新させ、ちゃんと話すことができるようになった。

二〇〇〇年、当時の勤務先であるグローバル企業が、イギリスやオーストラリア、カナダなどで、〝Child Help Line〟という、子どもの声を聴く電話窓口を支援しているという話を聞いた。製品のパッケージ裏面で寄付金を募ったり、電話番号を案内したりしているという。食品企業として、栄養のある製品を子どもたちに提供することで、〝からだの健康〟についてサポートしているが、〝こころの健康〟も支援する必要があるのではなかろうかと考えた。

日本でも同様の活動をしている団体があれば支援したいと考え、探してみたところ、東京都世田谷区で一九九八年に〝せたがやチャイルドライン〟を始めたNPOチャイルドライン支援センター（現在は認定NPO）が見つかった。当時、全国的な知名度はほとんどなかったが、真摯に活動に取り組んでいることがわかり、企業として支援することに決定した。

具体的な支援の内容は、たとえば児童関連の施設にチャイルドラインの説明と電話番号を入れたパッケージの小箱を一〇万個配布したり、イベントに製品を寄付したり、パッケージ裏面で寄付金を募ったり、などなど。二〇〇六年からは、年間で五〇〇〇万箱以上生産している製品のパッケージの側面に、チャイルドラインのロゴマークや電話番号を印刷し、一般の方へのチャイルドラインの告知に、ささやかながら貢献させていただいてきた。

チャイルドラインは、設立当初から一〇年近く、電話代は自分で払う仕組みになっていた。全国の子どもたちが居住地の都道府県や近隣のチャイルドライン窓口に電話をする際、電話代は子どもが自分で払うのである。そこで、当時の筆者の勤務先で電話代を負担し、毎年五月五日のこどもの日から一週間だけ、期間限定でフリーダイヤルを設置し、日本のどこからどれだけかけても電話代無料、という試みを一〇年近く続けてきた。その間、子どものいじめや自殺が社会問題化してきたことを背景に、文部科学省や厚生労働省、総務省のご理解もいただき、また電話会社各社のサポートも得られるようになり、二〇〇九年秋、ついに全国フリーダイヤル化が実現した（通話料無料：0120-99-7777　月～土　16:00～21:00）。また、国税庁の認可も得ることができ、チャイルドラインは、二〇〇九年三月末、晴れて「認定特定非営利活動法人チャイルドライン支援センター」となった。

この認定ＮＰＯチャイルドライン支援センターが、二〇〇九年一一月二日に報告した結果をみると、二〇〇九年度前期（四～九月）に、全国のチャイルドラインで着信した電話は一二万四八三九件だった

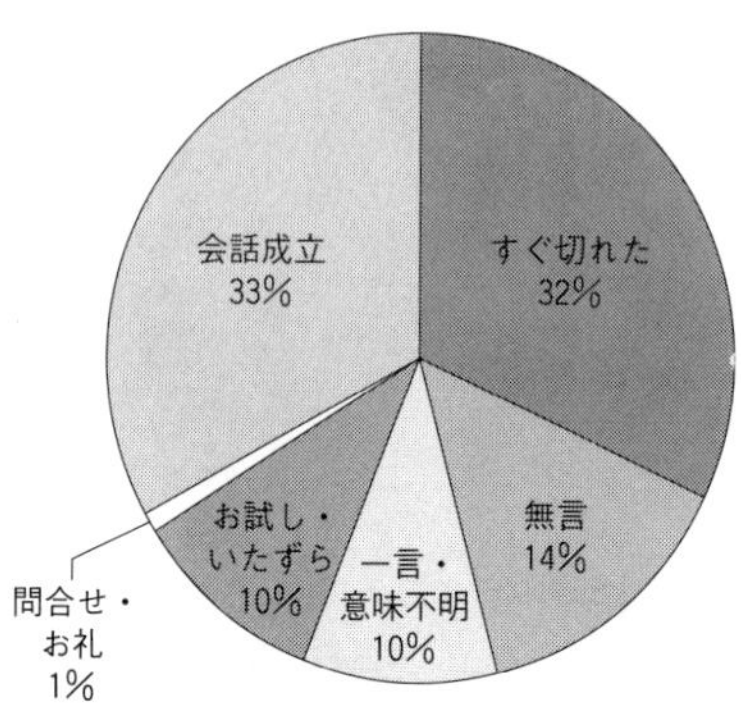

図2-15　認定NPOチャイルドライン支援センターに着信した電話の内訳
（2009年度4～9月）

表2−1　認定NPOチャイルドライン支援センターにかかってきた電話の内容項目（2009年度4〜9月）

内　容　別　※無言など除く					
全体	%	男子	%	女子	%
性	18.0%	性	27.7%	人間関係	24.0%
雑談・話し相手	14.2%	雑談・話し相手	13.6%	雑談・話し相手	14.8%
人間関係	13.8%	セックステレフォン	6.9%	心の不安	10.5%
心の不安	8.0%	人間関係	6.9%	いじめ	9.5%
恋愛・異性関係	7.4%	恋愛・異性関係	6.8%	恋愛・異性関係	8.7%
その他	38.6%	その他	38.0%	その他	32.5%

（図2−15）。そのうち、会話が成立したのは四万七三七件で、男女の構成比は、男子五六％、女子四〇％、性別不明その他が四％であった。

相談の内容項目を見てみると、女子の九・五％がいじめに悩んで電話をかけてきていた（表2−1）。二〇〇九年一〇月の月間報告では、全体の七・五％（女子の九・七％）、一一月は全体の七・八％（女子の一一・二％）、一二月は、女子の九・七％、二〇一〇年一月では、女子の九・六％が、いじめに関する電話をかけてきている。

認定NPOチャイルドライン支援センターは、お説教や大人の意見の押しつけではなく、電話の受け手が、一八歳未満の子どもたちの声にただただ耳を傾けるという活動を継続している。日本では、一九九八年にせたがやチャイルドラインが最初に実施し、家族のつながりや地域のつながり、友だちとのつながりなど、身近な人たちとうまくコミュニケーションをとるのが難しい現代の子どもたちの環境に、声だけでつながるほんのちょっとの居場所を、という趣旨から始まった活動である。精神状態が不安定だと、いくら正しく食べろと言われても、美味しくご飯を食べることもできにくくなるし、精神的に大きな影響を受けた場合、味が感じられなくなることもある。これは筆者自身も体験したことである。子どもたちの心の安定と身体の健康のために、認定NPOチャイルドライン支援センターが、これからも貢献していってほしいと願っている。

おわりに――心躍る「食」の記憶

この書籍の打ち合わせをした際、〝快〟という概念について話題になった。食事というのは、栄養素だけの問題ではない。栄養の話だけでなく、食の楽しさと心についても触れるような内容にしてほしい……というのが、出版社の新曜社さんからのリクエストだった。

私にとって、〝食〟は、楽しいことである。たくさんの種類の食品が並ぶスーパーマーケットにいるだけで、ワクワクしてしまい、ああなんて楽しいのだろう！と、心の中から叫び声が聞こえてくる。これまで生きてきた中で、いちばん美味しかった食べ物は、小学校三年生のときに母が作ってくれた、鮭のおむすびである。炊きたてのご飯に、焼き海苔が巻いてあった。

どんな人にも、その人にとって美味しく、思い出に残っている食べものがあると思う。「食べたい」という欲求が生まれ、それが「食べる」という行動に結びつき、そして〝快〟という感覚を得る。たいていの人は、一日に三回、それを繰り返し、食べたものが、自分の血となり肉となり、心身を形づくっていく。仲よくなった人とは食事を一緒にしたくなるし、何かお祝いのときには食べものがそこにある。日本の中にいても、日本の外に出ても、誰かが何かを食べている場面に出逢う。

〝食〟とは、なんと奥深く、楽しく、美しく、心躍る営みなのだろう。一方、かつて暮らしたフィリピンのように、貧富の差が激しく、食べることもままならず、年齢相当の成長をしていない子どもも世界にたくさんいる。そのことは決して忘れず、彼らに対して自分ができることを継続していきたい。

すべての子どもたちが、食は〝快〟である、と心から信じ、〝快〟の感覚を身につけ、生涯にわたって、心身とも健康な生活を送ることができるよう、心より祈って、筆を置きたい。

◆参考文献および資料

(1) 日本ケロッグ「子どもの好きなおやつ調査」二〇〇七年
(2) 日本ケロッグ「第二回　ケロッグ食育調査　100名の食事写真から見るおやつ（間食）の現状」二〇〇八年
(3) 日本ケロッグ「学校栄養士と母親に関する食育調査」二〇〇七年
(4) 日本ケロッグ「体調・ストレスに対するシリアルの効果検証結果」二〇〇四年
(5) 学校保健統計調査　昭和五九年・平成六年・平成一八年
(6) 日本ケロッグ「肥満クリニックと共同　親子の減量教室」二〇〇四年
(7) 社団法人全国牛乳普及協会「メディアミルクセミナー発表資料」二〇〇二年
(8) 日本ケロッグ「プロモデル調査：モデルの美しさの秘訣はエステよりも食生活」二〇〇四年
(9) 日本ケロッグ「働く女性の美肌と食生活調査」二〇〇五年

第2の快 学校給食からみた子どもたち

宮島則子

はじめに――学校給食という貴重な体験

長年、給食を通して子どもたちを見つめてきた学校栄養士である私は、以前から多くのことに気づいていた。偏食児の多くは偏った人間関係しか作れないこと。基本的生活習慣が身について、給食は残さず食べようと努力できる子は、勉強も運動も意欲的に取り組めること。残滓《ざんし》や食器の片づけ方の様子で学級経営やクラスの状態が容易にわかること。いじめは給食配膳の様子やランチルームでの雰囲気に表れること。給食時の何気ない会話から児童の家庭環境が見えること。完食するクラスは元気で明るく、クラスの雰囲気がよいこと。等々……給食を通して子どもたちの様子や学級の様子が手に取るように見えていた。

女子栄養大学足立己幸教授を中心に、子どもたちに食事の様子を絵に描かせ、家庭での食卓の現状を探ったNHK特集「子どもたちの食卓～なぜひとりで食べるの～」という番組が放送されたのは一九八二年のことである。

約二〇〇〇枚に及ぶ子どもたちの絵は、「ひとりの食事は、さみしい！」という心の叫びと、悲しみにあふれるものだった。すでに、学校栄養士として子どもたちにかかわっていた私は、朝食に「自分で作ったカップラーメン」を「ひとりで食べる」「食事は美味しくない・つまらない」という男の子や、大きなテーブルの隅にパンが一つだけ描かれ「いつもひとり」と答えた女の子の姿に衝撃を受けた。これらのことを、いまでも鮮明に覚えている。このＮＨＫ特集「子どもたちの食卓〜なぜひとりで食べるの〜」は、私のその後の栄養士人生に少なからず影響を与えた番組であった。

当時勤務していた南千住（東京都荒川区）の小学校は、全国各地からサラ金で追われ、夜逃げ同然で転校して来る子どもも珍しくなかった。そのような環境で、私は、子どもたちにとって、学校給食がどれだけ貴重な一食であるか、また、学校給食で得たさまざまな食の体験が、大人になったときに必ず役立つこと、正しい食習慣の形成が人格形成に少なからず影響を与えるということを、子どもたちの暮らしの中から教えてもらったように思っている。

1　命をつなぐ給食

遠足のお弁当

子どもにとって遠足は、いまも昔も楽しい学校行事の一つである。そして、遠足の楽しみは、何といっても「お弁当の時間」であろう。

一九八五年の春。四年生の遠足を引率した日のこと。快晴に恵まれ元気に出発し、無事目的地についた一行は、しばらく遊んだあと、お待ちかねのお弁当の時間になった。栄養士である私は、遠足では必ず、子どもたちのお弁当を観察することにしている。お弁当から、家庭の食の様子や、子どもの嗜好を知ることができると思うからである。子どもたちのお弁当は、おにぎり、のり巻き、サンドイッチなどで、お弁当箱の中は色とりどりのおかずがぎっしり詰められ、お母さんが朝早くから一生懸命、わが子のためにがんばった様子がうかがわれ、子どもたちの笑顔がこぼれる。一方、職員には「おにぎり弁当」が配られた。おにぎりが三つと、から揚げ・少量の煮物・タクアンだったことを不思議なほどよく覚えている。

子どもたちの輪をまわっていく中で、ポツンと一人だけお弁当を食べていない子を発見した。すぐに近づき、「お弁当はどうしたの?」と聞くと、何も言わずに、うつむくだけ。「忘れちゃったの?」とさらに聞くと小さな声で「うん」。「よかったら、先生用のおにぎり弁当が一個余っているので、食べてね」とわたすと、少しホッとした表情を見せた。一緒に並んで、A君と二人でおにぎり弁当を食べ始めた。

A君は、美味しそうに、おにぎり一個を頬張り、から揚げを食べ終え、そっと箸を止めた。「どうしたの? もう、お腹いっぱいになっちゃったのかな?」と声をかけると、小さな声で静かに「妹に持って帰ります」。その予想外の言葉に、私は胸が詰まった。「夕ごはんに妹と食べます」と言うA君に、言葉を失ってしまった。彼の住まいは、学校裏のマンションで、とくに貧しいわけでもなく、両親と妹の四人家族であった。「ママはいないの?」と聞くと「いるけど、夜はいないことが多い」のだそうだ。

実は、それまで、担任もA君の家庭生活に特段、問題意識をもっていなかった。彼の母親は、そのころ流行り始めたカラオケに夢中になり、スナック通いが続いていた。彼は、明日は遠足であること、お弁当を作ってほしいことを、母親に告げられないまま、遠足の朝を迎えてしまったのだろう。きっと不安で眠れなかったに違いない。A君の心情を思うといまでも切ない。

あの遠足の日から、彼のことがとても心配で、登校していない日には電話で自宅にいることを確認し、給食を届けに行くことを続けた。お昼休みにA君の自宅を訪問すると、いつも、お母さんが眠そうな顔で寝間着のまま現れ、無表情で給食を受け取った。A君の家庭は、ネグレクトに近い状態になっていることが、部屋の様子からもよくわかった。

あの遠足のお弁当事件がなければ、彼と妹の不幸に誰も気づいてやれなかったかもしれないと思うとぞっとする。普通に見える子どもの中に、無言の叫びを上げている子がいることを知り、一人ひとりの子どもたちの給食での様子を観察し、家庭で食事を与えてもらっていないような子がいないか、十分注意をしなければならないと強く思ったのである。

きな粉ヨーグルト

一年生の担任が、「びっくりしちゃったぁ!」と私のところにやってきた。クラスのY君はこれまで一度も給食のおかわりをしたことがなかった。不思議だなぁと思って担任が聞いてみると「めんどうくさいから……かなあ~」と答えたそうだ。Y君はぽっちゃりした男の子で、おかわり大好きに見えるだけに、意外であった。私たちの会話を耳にした職員室の先生方からも苦笑が起きた。副校長から「いまの子どもらしい、とも言えるね。自分たちあたりから始まった飽食の時代の申し子も、もう三代目になるからな」。

現代は、食べることに関心が薄かったり、意欲が見られない子どもも少なからずいる。一日中「お腹がすいた〜」という感覚を知らない子がいて、不思議に思う。しかし、そうは言っても、もちろん、おかわりに突進する子のほうが多いわけで、今日は出席番号順で何番から何番までとしたり、班ごとにルールを決めていたりするものである。

四年生のN子ちゃんは、そのルールを破って、めだっておかわりをする子であった。普通なら、「ずるーい！」と文句が飛び交うところなのに、クラスのみんなが「N子ちゃんは特別」と暗黙で許している。N子ちゃんはお母さんに十分に世話をしてもらえていない子だ。保育園児の妹と、中学生の兄がいて、そのご飯から身の回りのことまで、どうやらすべてN子ちゃんがやっているようであった。朝は、妹を保育園に送ってから学校へくるため、遅刻が多く、学校を休むことも増えてきた。心配した担任が声をかけると、N子ちゃんはこう言ったそうだ。「離婚したお父さんに、私がどんどん似てきたので、お母さんは、私のことが嫌い。お母さんがそう言ったの」。

N子ちゃんが欠席すると、私たちは「家に一人でいて、昼ご飯はどうしているのだろう」と心配になる。せめて学校に登校してくれれば、給食を食べさせてあげられるのに。「お母さん、どうかN子ちゃんを気持ちよく学校に出してください」。担任は、お母さんを根気よく説得したのだった。

冬の朝のことだった。授業が始まって間もなく、校門の前でうずくまって泣いているN子ちゃんを、ご近所の方が見つけて知らせてくれた。副校長が抱きかかえるようにしてN子ちゃんを職員室のソファに座らせたところに、養護の先生と私が駆けつけた。

今日は、お兄ちゃんが家庭科の授業でエプロンを学校へ持って行く日だったのに、汚れたエプロンしかなかった。それで、お兄ちゃんにお前のせいだと責められ、ぶたれた。学校をさぼって機嫌の悪い兄から逃げて、やっと学校の正門まできた。嗚咽《おえつ》がとまるとそう話してくれた。「話してくれてありがとうね」と副校長。「あ、そうだ、ヨーグルトにきな粉まぶしてあげるね」と私が言うと、こくんとうなずくN子ちゃん。その日初めての笑顔だった。そして、ひとさじごとに顔色が戻り、食べ終えたときには、教室に行く力がわいてきたようだった。

N子ちゃん、その先の扉の中には、黙って迎え入れてくれる先生と友だちがいるからね。給食もあるからね。学校は、N子ちゃんのような子どもたちのシェルターになっている。

なにかひとつでいい

二学期、三学期には、学校を欠席しがちになったり、登校できなくなったりする子どもがでてくる。四年生のN君もその一人。「まさか、わが子がそうなるとは、思いもよらなかったので」とおっしゃるお母さんの言葉から、お子さんといっしょに心を痛めてきたことが伝わってきた。

N君は一年くらい前から、ときどき登校をしぶるようになっていたが、登校できる日には、必ず給食のメニューを確認してから家を出るのだそうだ。「うちの子、ランドセルを背負ってから、冷蔵庫に貼ってある給食の献立表を見て、今日の給食メニューを高だかと読み上げるんですよ。それを、二回やって、納得したように出かけて行くんです。まるで気合いをいれているみたい。息子が学校に行った日は、だから私もお昼になると、冬瓜《とうがん》のスープを飲んでいるのかな、好物のキムチチャーハンをおかわりしているのかな、なんて給食を思い浮かべているんです」とお母さん。

私は、N君の給食のときの様子を思い浮かべてみた。たしかによく完食してくれるし、おかわりもよくする子だ。「給食の時間を楽しみにしてくれているんですね。調理スタッフもよろこびます。私もうれしいです」と話すと、N君のお母さんは、重ねてこう言った。「わが子が学校に行けなくなってみて、はじめてわかったのですが、なんでもいいんです。たったひとつでいいから学校に行く楽しみがあれば。それが子どもの力になってくれるんですね。うちの子がなんとか学校に行けるのは、給食のおかげだったのです」。お母さんの言葉が心に沁みた。

現任校の汐入小学校（東京都荒川区）にも、クラスに行けず保健室登校をしている児童が三人いた。この三人の児童は、前年度までは給食も残しがち、すべてに消極的で、コミュニケーションがうまくとれない子どもたちだったそうだ。

昨年四月に着任した私の仕事は、この三人の保健室登校児と仲良くすることから始まった。毎日、言葉を交わし、給食時にも保健室を訪問し、軽くボディタッチをする。給食を残さず食べてくれたときは、ご褒美として私は右手を差し出す。「完食握手」だ。このささやかなふれ合いが、三人の子どもたちにとって心地よいものになってくれたようでうれしく思う。昨年は四月から給食も毎日残さず食べてくれるようになったので、毎日「完食握手」が続いた。

その中の一人K君は、毎週木曜日に情緒障害児学級に通級している子である。五月の献立表が配られると「アッア〜！」と大きなため息を漏らした。その原因はカレーライスだ。大好きなカレーライスが四・五月と続いて木曜日に当たってしまったのだった。

あまりにがっかりした様子のK君を見て、周りの者は笑った。学校に多くの楽しみや喜び感をもてない彼にとっては、カレーライスは想像以上に大きな楽しみだったに違いない。その楽しみが消えて、相当ショックだったようだ。六月の献立は、絶対に木曜日に当たらないようにするからね、と約束し、特別にK君からのリクエストを聞いてあげることにした。K君は私の耳元で「おかしな目玉焼き」と囁いたあと、ニコニコして保健室に帰っていった。

＊「おかしな目玉焼き」　黄桃缶詰のハーフを、アルミマドレーヌケースに入れ、黄桃の上からミルクゼリーを流し込み、冷やし固めたデザート。巨大な卵黄と卵白が不思議な目玉焼きだ。大人気のデザートである。

2　嫌いなものを克服しよう！

給食マジック

誰しも、学校時代の楽しい思い出の一つに「大好きだった給食メニュー」があるはず。心に残る思い出メニューを聞いてみると、三〇代「ソフトめん」四〇代「揚げパン」五〇代「鯨の立田揚げ」というように、どの年代にも人気メニューがあり、この話題で大人たちはかなり盛り上るものである。

〈好き嫌いをなくす三つのポイント〉

さて、子どもたちに「学校でいちばんの楽しみは？」と聞くと「給食！」と元気よく答えが返り、「やったぁ～！」とガッツポーズ。しかし、学校には、当然、好き嫌いの多い子も存在する。偏食児にとって、給食は想像以上に苦痛な時間なのではないだろうか。昔の話で恐縮であるが、私の小学生時代は、好き嫌いは許されなかった。全部、食べられるまで、教室に残された。冷え切った給食を泣きながらイヤイヤ食べている友だちの姿を、気の毒に思ったこともある。

そもそも、子どもは体験したことのない料理や味覚を簡単には受け入れないものであり、ましてやむりやり食べさせられた給食を好きになってくれるほど寛容な心をもっていない。逆に、そのようなマイナス体験が原因で学校嫌いになることもあり、トラウマになってしまう。子どもの心と体の健康づくりを目的に、コミュニケーション能力の育成をねらいとしている学校給食が逆効果になってしまう。

好き嫌いの多い子にとって、学校給食で嫌いな食べ物を前にすることは、大きなプレッシャーであろう。しかし、好き嫌いを安易に容認し、わがままを助長させるようなことも避けなければならない。そこが学校給食の難しさである。むりやり口の中に押し込んだりしても偏食は改善されない。何よりも、家族がおいしそうに食べる姿や、友だちや先生がおいしそうに頬張る様子から、本人の意思で、初めは恐る恐る「食べてみようかな……」とならない限り、偏食は改善されないのである。そして、少しでも食べられたら、困難にチャレンジした勇気をほめてあげたい。

そもそも、子どもの偏食とは、「見た目が何となく」とか「ぬるっとして気持ち悪かった」とか、たまたまそのとき、体調が悪く「吐いてしまった」など、ささいなことから始まっているものである。子どもの偏食を改善するには、家庭と協力して気長に取り組むことが重要で、子どもが自発的にチャレンジを試み、その結果、自信をつけて再度チャレンジできるようになることが大切である。みじん切りにしたりして、ごまかして食べさせても、あまり意味がないように思う。偏食を無理なく改善するには、学校給食を「好き」になってもらうことが何より大切だと思っている。好きになってもらう方策として、

1．楽しみながら食への関心を高める

2. 自信を持たせる
3. ごまかさない
この三点がポイントである。正直なところ、人参やピーマンが嫌いでもかまわない。しかし、嫌いなものが少なく、逆に好きなものがたくさんあることは、間違いなく幸せなことだ。私は、食を通して、子どもたちにより多くの幸せを感じてほしいのだ。さらに、さまざまな困難に果敢にチャレンジし、それを克服した経験が、人を大きく成長させてくれることを体感してほしいと望んでいる。死ぬほど嫌いだった人参を「大好き」に変えられた自信と達成感が、今後のよりよい人生につながると確信している。

〈偏食指導は低学年のうちに〉


一つ、成功例をご紹介しよう。

いまの子どもたちは、家庭で食べ慣れない豆が嫌いだ。実は、担任も然りである。若い教師は豆を食べ慣れていない。給食に豆が出ると、まず、教師が残してしまう。それでは、子どもたちの指導どころか、かえって逆効果である。

私の献立は「ご・ず・こん」。胡麻《ごま》・豆・昆布が毎日のように献立に入っている。私の献立で六年間給食を食べていくなら、豆を好きになってもらわないと困るのだ。しかし、どこの学校でも、お赤飯のササゲは、はじかれ、みつ豆の赤エンドウは、食器のすみに取り残されてしまう。偏食指導は低学年のうちに手を打つことが成功の秘訣と心得る。

よく、お母さん方から、「うちでは絶対に食べないのに、学校では食べているみたいなんです！ 本当に不思議です。給食マジックですね」と言われる。実はああ見えて、子どもなりに「学校という社会の中では、みんなと協調し、自分のわがままはできるだけおさえなければならない」と考えているようだ。そして、担任の先生にがんばっている自分を認めてほしい、と願っている。その、前向きながんばる力を引き出すのが、給食マジック。これこそ、教育なのだと思う。

一年生に豆に親しんでもらう取り組みとして、一学期早々に、教室にさまざまな豆を飾ることから始めた。大豆・いんげん・ささげ・花豆・大福豆・虎豆など色とりどりの「お豆さん」を小さなビニール袋に入れ教室の壁に飾った。そして、何と、子どもたちの班名を「だいず班」「いんげん班」「ささげ班」というように「お豆さん」の名前に変えた。実に大胆。子どもたちは授業で班ごとに分かれて活動することも多く、班名を「いんげん班さん」「ささげ班さん」などと呼び合うのである。

そして、五年生の理科教材「豆の発芽実験」を前倒しに実施した。各班に分かれ、自分の班名になっている「お豆さん」をシャーレーの中で育てる実験だ。脱脂綿に水を含ませ、「お豆さん」を置く。しばらくすると、可愛い芽がちょこんと顔を出してくる。芽を発見した一年生は、大喜びだ。自分たちの「お豆さん」が、他の班よりも早く芽を出してくれたことが、何よりの自慢だ。そのうち、芽がグングン伸びて、シャーレーから土の入った植木鉢に移し替え、ツルが、からみやすいように支柱を立てた。毎日、成長観察を続け「今日も大きくなったよ！」と子どもたちは教室訪問する私に自慢の「お豆さん」を誇らしげに見せてくれる。ある日、そのツルに花芽が現れ、かわいい花が咲いた。しばらくすると、花のあとから小さな豆のサヤが顔を出した。子どもたちは大喜び。

タイミングよく、そのころに「ポークビーンズ」を給食で出したら、「ワァーイ！　いんげん豆だ！」

と大喜びして、一年生がポークビーンズを完食してくれた。実は、ポークビーンズは、子どもたちの苦手な献立ワースト1である。いままで、一年生がポークビーンズを完食してくれたことなどなかったので、本当に感激した。給食マジック効果である。豆に感動した子どもたちは、これから先も一生「お豆さん」好きであってほしい。

学歴より食歴

一方、若いママたちにも好き嫌いが多いのには驚く。食卓の実権はママが握っているのが大方の家庭であり、ママの嫌いな食材は、食卓には出てこないものである。そして、子どもはそこから、さらに好き嫌いが生まれる。つまり、親から子へ、偏食が、津波のように伝わり大きくなっていく。食べられる食材がドンドン狭まっていくのだ。

四〇～五〇年前の日本の家庭は、三世代同居が当たり前。子どもは、祖父母・両親・兄弟と一緒に食卓を囲んでいた。姿勢のこと、箸の持ち方、魚の食べ方など、食卓は常に大人から子への躾の場として機能を果たしていた。私の年代は誰でも「ご飯を残せば、目がつぶれる」と叱られたものである。しかし、現在の家庭の食卓は、家族がそろって食事をするのは週に一～二度。たとえ、家族が一緒にいても、テレビを見ながらの食事なので、何を食べているのかわからないような有様である。また、同じ食卓を囲んでいても、食べているものが異なる場合も珍しくない。冷凍食品の普及により、「ボク、ハンバーグ」「私、スパゲティ」というようにファミリーレストラン化しているのだ。これは、地方に行っても同じ状況である。

青森県に講演で出かけたときのことである。空港まで迎えに来てくれた農協の職員さんに、「うぢの子どもたぢは、ばあちゃんが作っでいる野菜は食べないんだぁ。うぢの家内もばあちゃんの野菜は、土が付いでいでキタナイといって食べない。コンビニさぁいってポテトサラダ買って食べてんだぁ」と聞かされ、本当に驚いた。日本の農業を守ることを使命としている農協の、それも青森の兼業農業家庭で、これだ！まったくどうしたものか。

冒頭で紹介した一九八二年のＮＨＫ特集「子どもたちの食卓～なぜひとりで食べるの～」では、子どもが一人きりで食べていることに多くの大人たちは驚き、危機感をもって問題視した。しかし、現在は孤食で育った親に育てられているので、改善されるどころか、逆に孤食が当たり前のように増加してきている。

〈トイレでランチ⁉〉

「トイレ飯」という言葉をご存じだろうか？　最近、大学生の間で「トイレ飯」が流行っている。一緒に食べる友だちがいないのを他の人に見られるのが恥ずかしくて、トイレでランチをする、というタイプと、友だちと一緒に食事をするのが苦手な学生が、一人きりになれるトイレの個室でランチをする、という二タイプがあるそうである。どちらのタイプも情けないが、後者の「トイレ飯」では、「小さいときから孤食で育っているので、食事は一人の方が落ち着ける。食事を大勢ですると面倒で疲れる」のだそうだ。

この話を聞いたときは、腰が抜けるほど驚いた。食事とトイレの接点が私には理解できなかった。しかし、後輩の新人学校栄養士にこの件で訊ねたところ、「学生時代は、よくトイレでランチしていました」と彼女は悪びれずに答えた。まさか、栄養士の勉強をしている女子学生が、平気で「トイレ飯」をしていたことに驚愕した。どんなに立派な資格をもっていても、トイレで食事をするようでは学校栄養士としていかがなものか。何かが狂っている。そのような大学生活を送ってきた若者が、いまの教育現場に教師としてたくさん存在しているかもしれないことに、一抹の不安を覚える。

生きる力に必要なのは、学歴より、食歴であると私は思う。

食文化の伝承

ある日のこと、中学生が、私にこう言った。「先生、私ね。今年になってからまだ、一度も魚を食べていないよ」。「国土の四方を海で囲まれているわが国で、六カ月も魚を食べないで、どうやって生きていたの？」と聞くと、「家の食卓に魚料理は出てこないし、給食の魚は、何となく面倒だからいつも食べずに残しちゃう」と彼女は言った。「どうして魚が面倒なの？」と聞くと「骨があるし、何となく地味だし、あまり好きじゃないから」。

ハンバーグやパスタは派手だが、魚は地味だとも言った。食はファッションではない。この言葉を聞き愕然とした。地味だから、派手だからというのはおかしい。そして中学校の食育の重要性をいまさらながらに痛感した。


〈中学生と食育〉

中学生時代は一三歳から一五歳の心身ともに大きく成長する多感な三年間だ。子どもじみた部分と大人びた感覚が混在した、複雑で実におもしろい時期である。中学の給食では、わがままを言ってあれが好きだの、これが嫌いだのと言っているが、高校に入ると、残念なことに学校給食はなく、ほとんどお弁当になる。お弁当をバランスよく手作りで持っていければよいのだが、現実は、菓子パンやカップラーメンになりがち。中学校でのバランスのよい給食から、一変して野菜不足の偏った昼ごはんになってしまう。高校で食が乱れると学業も乱れ、中退率が高くなるとも言われている。さらに、早い子はあと数年で母（父）になる。この状況で親になられては、子どもが子どもを育てることになり、不幸の連鎖が生まれる。

現代の中学生を「食」だけで見つめると、不安になるのは私だけではないはずだ。小学校で食育をしっかり受けてきた中学生は、それなりに好き嫌いもせず、バランスよい食べ方ができているのだが、食育を十分受けてこなかった中学生は、健康づくりの食生活や躾がまったく身についておらず、格差が大きいことに驚いた。中学生で、すでに、食生活の乱れによる生活習慣病の低年齢化が起きていることも実感した。少子高齢化のわが国において、中学校での食育の充実が今後の課題になることは間違いないであろう。

なお、国公私立校において学校給食を実施している学校は全国で三万二四〇〇校、実施率は九四・三％である。また、完全給食の実施率は小学校九八・一％、中学校七六・二％である。さらに、学校栄養士・栄養教諭の数は、一万二三二五人で三八％の配置率である（以上、平成二一年度調査）。

〈給食で出会う日本の食文化〉

さて、食の欧米化の波にさらされながらも、細々と日本の食文化の伝承を守っているのが、学校給食である。四季折々の行事食、旬の食材、郷土食などを意識的に取り入れ、日本が世界に誇る豊かな食文化を子どもたちに伝えていくことを使命としている。全国、すべての小・中学校が取り組めば、日本中の子どもたちが、日本の伝統的な食文化を体験することになる。現代は、家庭ではなく、学校給食から子どもたちの食の学びが広がり、日本の伝統文化が伝えられていくのである。

「七草」　七草がゆ
「節分」　福豆、いわし
「桃の節句」　ちらしずし、はまぐり
「端午《たんご》の節句」　ちまき、初鰹
「七夕」　オクラの星とそうめん
「十五夜」　きぬかづき・月見団子
「重陽《ちょうよう》の節句」　食用菊
「冬至」　かぼちゃ

など、今ではなかなか家庭で実施されなくなった行事食を体験させ、子どもの感性を磨き・味覚を育て、日本の食文化を伝えていきたい。とくに、菜の花・うど・蕗《ふき》・新たけのこなどの春野菜は、エグ味や苦味を小さいときにこそ味わわせたい。春野菜は味覚を育て、脳を活性化させるうえで大切な食材である。味覚が発達するのは八歳までと言われ、脳の発達と味覚の発達が密接に関連することは脳科学の分野で明らかにされている。

子どもたちは、小学校に入学すると同時に、家庭では食べたことのなかった旬の食材やさまざまな調理法などに触れ、食歴が画期的に広がり、未知の味との出会いが一気に始まるのである。

日本の食文化を理解し、体験的で、実践的な食教育をきちっと受けてきた子どもたちは、生涯健康で、より豊かな人生を目指してくれるものと期待する。

3　「食育」と生きる力

教育の柱は「早寝・早起き・朝ごはん」

私の前任校、ひぐらし小学校（東京都荒川区）はかねてより体育や給食を中心とした健康教育と食育研究に取り組んでおり、平成七年度（一九九五年度）に学校給食　文部大臣賞、平成一五年度（二〇〇三年度）には全国学校体育研究大会　文部科学大臣賞を受賞。そして、一九年度（二〇〇七年度）からは荒川区「早寝・早起き・朝ごはん」推進校の指定を受け研究を進めてきた。

研究主題を「げんきで　なかよく　かしこい子の育成」、副主題～食を核として生きる力を育む～とし、子どもたちの生活習慣の改善と食育を連携させると同時に、「生きる力」につながるたしかな学力を身につけてほしいという願いのもとに全職員で研究を進めた。まず、「早寝・早起き・朝ごはん」推進校として、食育を中心に家庭と連携を図り、どのように「早寝・早起き・朝ごはん」に取り組み、学力向上の具体的な手だては何か、そしてこれらがどのようになれば生きる力を育むことができるのかについて研究を重ねた（図2－16）。

〈教職員と保護者の共通理解を出発点に〉

そこで、最初に、荒川区「早寝・早起き・朝ごはん」推進会議座長の神山潤先生にお越しいただき、「早寝・早起き・朝ごはん」をテーマに学校保健委員会講演会を開催した。その中で、生体リズムが大切

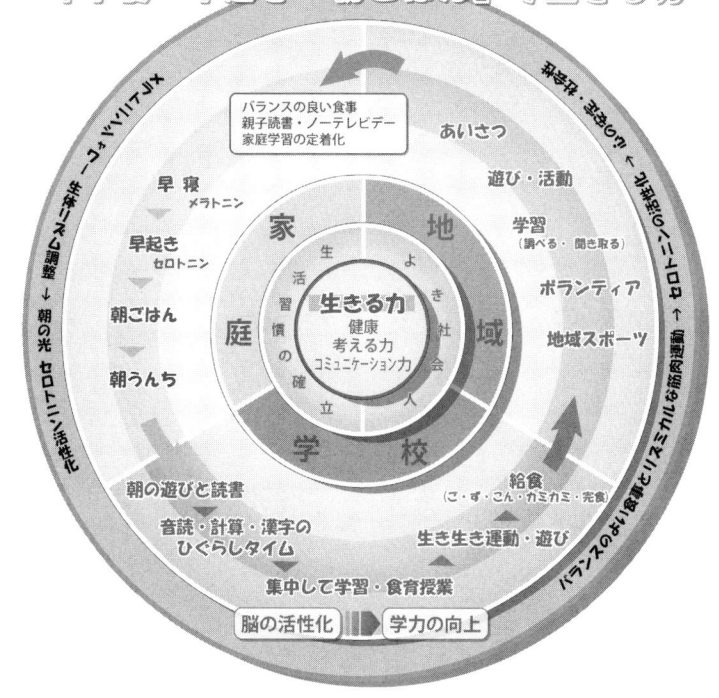

図2−16　研究構想図

なこと、人は夜ぐっすり眠ることで、脳内物質のメラトニンがたくさん分泌され、子どもは、このメラトニンシャワーを浴びて成長し、朝の光をしっかりと浴びることでセロトニンが活性化されるということを学んだ。「目からウロコ」であった。教職員・保護者がともに学んだ神山潤先生の講演会を機に、ひぐらし小学校では一気に「早寝・早起き・朝ごはん」の大切さが共通理解されたのだった。

　当時の高橋喜信校長は、すぐに開門時間を一五分早め、子どもたちを早起きさせ、朝からしっかり体を動かし、朝

	月	火	水	木	金
7：50	登校時間				
8：15	準備時間				
8：20	全校朝会	朝読書	朝読書	集会 朝会	朝読書
8：25					
8：30		ひぐらしタイム 音読	ひぐらしタイム 計算		ひぐらしタイム 漢字
8：40	朝の会			朝の会	
8：45		朝の会	朝の会		朝の会
8：50	ひぐらしタイム ・音読 ・計算 ・漢字	1	校	時	
9：35	5分休み				
9：40		2	校	時	

図2–17　ひぐらし小学校の朝のスケジュール

の光を十分に浴びてセロトニンを活性化させ脳を目覚めさせる実践を行った。さらに、PTA会長を中心として、「ノーテレビ・ノーゲームデー」を各家庭に呼びかけ、家族で話し合い、「わが家のノーテレビ・ノーゲームデー」を制定し、着実に成果を上げている。一日中テレビをつけないなんて考えられなかった多くの家庭が、テレビに頼らず、会話を楽しんだり、親子読書をしたりしているそうだ。現在、ひぐらし小の子どもたちは、朝ごはんをしっかり食べ、登校後、遊び・読書・ひぐらしタイム（図2－17）へと、始業前のほぼ一時間を充実させて過ごしている。その充実感が自信へとつながり、学習だけでなく地域での挨拶運動やスポーツ活動にも意欲的に参加している。

　正しい生活習慣と食習慣を確立し、常に前向きにチャレンジし、自分らしく、社会に貢献できる人を育てることがひぐらし小学校の目指す

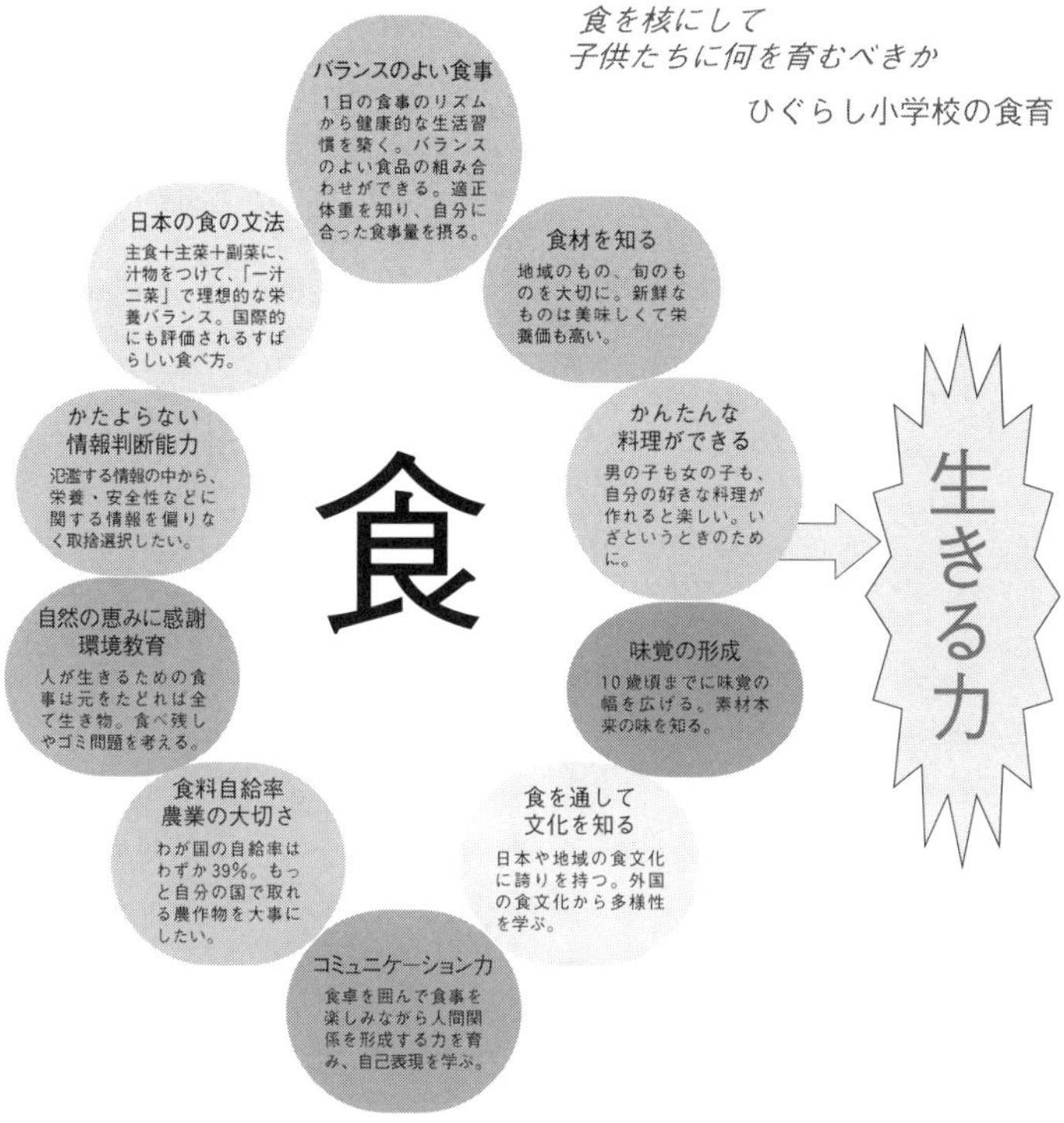
食を核にして
子供たちに何を育むべきか
ひぐらし小学校の食育
バランスのよい食事
1日の食事のリズムから健康的な生活習慣を築く。バランスのよい食品の組み合わせができる。適正体重を知り、自分に合った食事量を摂る。
食材を知る
地域のもの、旬のものを大切に。新鮮なものは美味しくて栄養価も高い。
かんたんな
料理ができる
男の子も女の子も、自分の好きな料理が作れると楽しい。いざというときのために。
味覚の形成
10歳頃までに味覚の幅を広げる。素材本来の味を知る。
食を通して
文化を知る
日本や地域の食文化に誇りを持つ。外国の食文化から多様性を学ぶ。
コミュニケーション力
食卓を囲んで食事を楽しみながら人間関係を形成する力を育み、自己表現を学ぶ。
食料自給率
農業の大切さ
わが国の自給率はわずか39%。もっと自分の国で取れる農作物を大事にしたい。
自然の恵みに感謝
環境教育
人が生きるための食事は元をたどれば全て生き物。食べ残しやゴミ問題を考える。
かたよらない
情報判断能力
氾濫する情報の中から、栄養・安全性などに関する情報を偏りなく取捨選択したい。
日本の食の文法
主食＋主菜＋副菜に、汁物をつけて、「一汁二菜」で理想的な栄養バランス。国際的にも評価されるすばらしい食べ方。
食
生きる力

図2-18　ひぐらし小学校の食育（参考資料：ほねぶとネット　大村直己先生）

「生きる力」である（図2－18）。そして、その核となるのが「食」である。

食育とは、単に、栄養バランスや調理技術を教えるだけではない。環境・文化・マナー・社会性・感謝の心・味覚の形成・コミュニケーション能力・農業など、各学年の成長段階に応じたさまざまな食育の視点を設定し、関連教科との連携を図ることで、総合的・計画的な実践ができると考え、教育の柱に「早寝・早起き・朝ごはん」を位置づけ、食を核として生きる力を育む教育の実践を行ってきた。

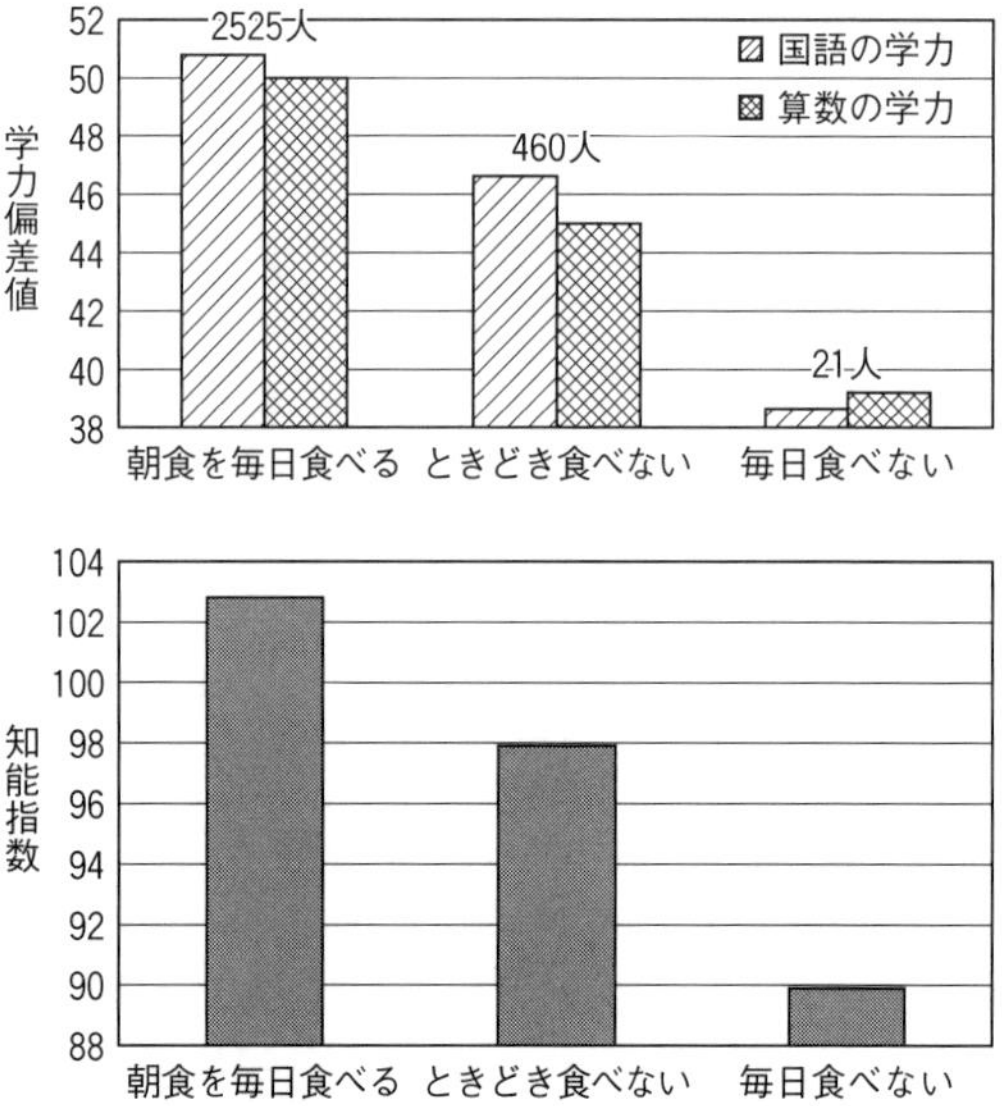

図2－19　朝食と脳の活性化

四つの気

食育は知育・徳育・体育の基礎となる生きる力を養う。この食育を学ぶことで「元気・やる気・根気・勇気」が生まれ、そして「生きる力のみなぎる子ども」を育てることができるのではないかと考えた。

まして、大震災後の日本の復興を支えていくのは、若い力であり、国の「希望」である子どもたちだ。この「四つの気」をしっかり育てていれば、人生のどんな困難に接しても生き抜く力となるはずである。現代は、子どもだけでなく、親や教師にも「四つの気」が必要な時代だ。日本は毎年、自殺者が三万人に及び、どこの職場も鬱《うつ》が忍び寄ってきている。

経済不況や世の中の閉塞感にも負けない「四つの気」を育てることが、わが国の重要課題ではないかと思う。ぜひとも教育や食育の力によって、この「四つの気」をみなぎらせたいものである。

図2－19の上のグラフは、国語・算数の学力偏差値と朝食の有無との関係を、下が知能指数と朝食の有

無との関係を示したものである。

ご覧のとおり、朝食を毎日食べる子どもと、食べない子どもには大きな差があることがわかる。保護者や児童にこのグラフを示し、「朝ごはんをしっかり食べると、脳が活性化して学力向上に効果がある」ことをわかってもらい行動の変容を促した。そして、朝ごはんをしっかり食べるためには、早く寝て、十分睡眠をとり、朝の排便習慣も身につけて、心身ともにすっきりとした状態で登校することが重要であることを繰り返し説いた。ママやパパのための、「簡単・栄養満点　朝ご飯クッキング教室」なども随時開催してきた。父親会との連携による「パパのクッキング教室」は、毎年父の日に開催し大盛況。また、以前から一年生「うんち教室」を行ってきたが、一昨年は、さらにバージョンアップし、金色の王冠とマントの「うんち王子」による「うんち教室」も開催した。低学年のうちに、食べることと排泄をセットにして指導し、やさしく消化吸収のメカニズムを理解させて指導することが必要である。

昔から、健康づくりの基本は、早寝・早起き・朝ごはんである。これは、普遍のはずであった。さらに、明るく元気に生きるための極意が「四つの気」ではなかろうか。

〈一九年目の「学校給食メモ」〉

さて、私は、毎日「学校給食メモ」というお便りを出している（図2－20）。この「学校給食メモ」は書き始めて一九年目になる。給食献立そのものが生きた教材としての価値を得るために、基本的に毎日全児童・生徒に給食と同時に配布してきた。「学校給食メモ」には「早寝・早起き・朝ごはん」や「ご・ず・こん」「旬の食材」などさまざまな情報を発信し、生きること、食べること、生活習慣の重要性などを

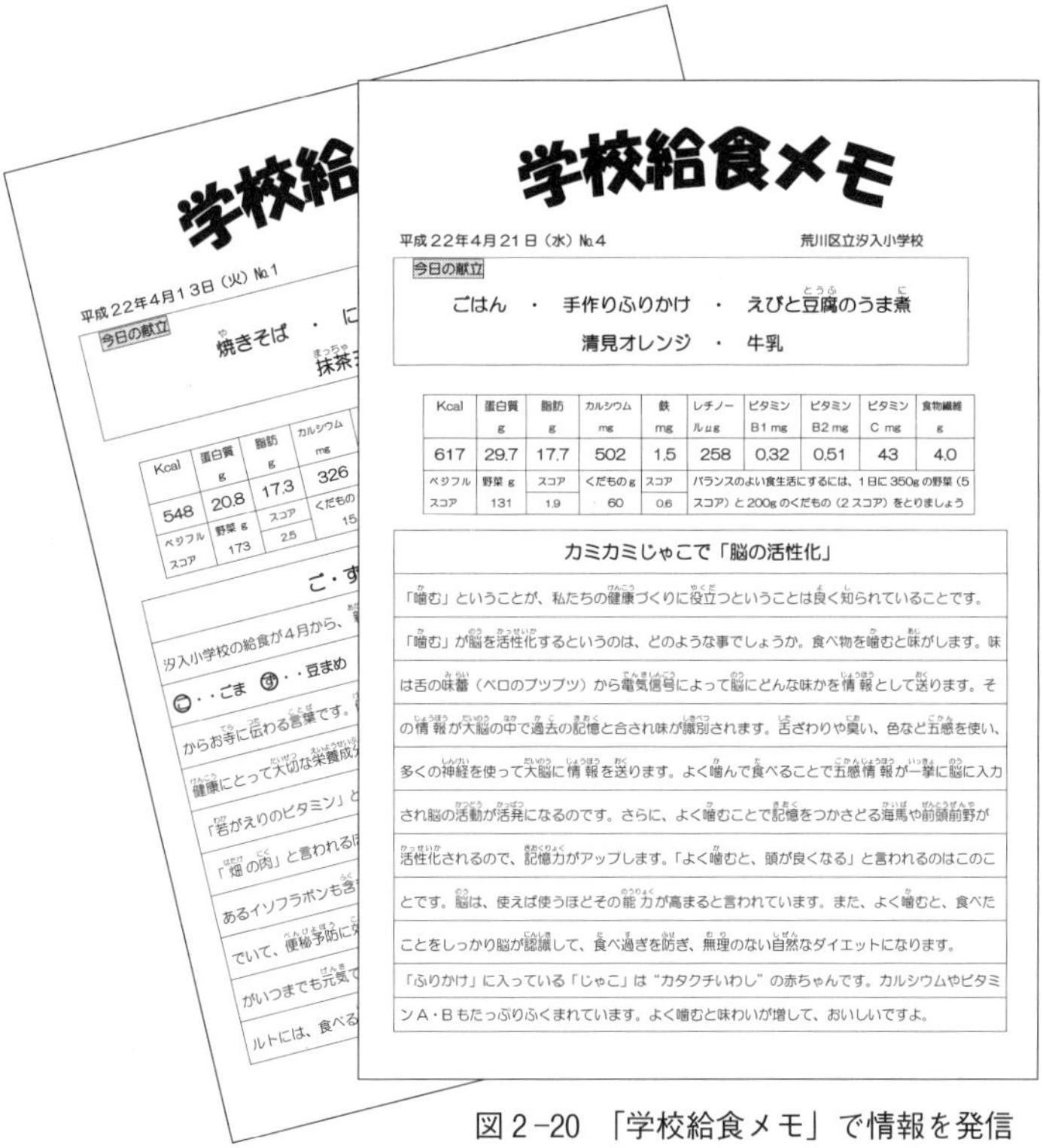
学校給食メモ

平成22年4月21日（水）№4　荒川区立汐入小学校

今日の献立

ごはん　・　手作りふりかけ　・　えびと豆腐《とうふ》のうま煮《に》

清見オレンジ　・　牛乳

Kcal	蛋白質 g	脂肪 g	カルシウム mg	鉄 mg	レチノール μg	ビタミン B1 mg	ビタミン B2 mg	ビタミン C mg	食物繊維 g
617	29.7	17.7	502	1.5	258	0.32	0.51	43	4.0
ベジフル スコア	野菜 g 131	スコア 1.9	くだもの g 60	スコア 0.6	バランスのよい食生活にするには、1日に350gの野菜（5スコア）と200gのくだもの（2スコア）をとりましょう				

カミカミじゃこで「脳の活性化」

「噛む」ということが、私たちの健康づくりに役立つということは良く知られていることです。

「噛む」が脳を活性化するというのは、どのような事でしょうか。食べ物を噛むと味がします。味は舌の味蕾（ベロのブツブツ）から電気信号によって脳にどんな味かを情報として送ります。その情報が大脳の中で過去の記憶と合され味が識別されます。舌ざわりや臭い、色など五感を使い、多くの神経を使って大脳に情報を送ります。よく噛んで食べることで五感情報が一挙に脳に入力され脳の活動が活発になるのです。さらに、よく噛むことで記憶をつかさどる海馬や前頭前野が活性化されるので、記憶力がアップします。「よく噛むと、頭が良くなる」と言われるのはこのことです。脳は、使えば使うほどその能力が高まると言われています。また、よく噛むと、食べたことをしっかり脳が認識して、食べ過ぎを防ぎ、無理のない自然なダイエットになります。

「ふりかけ」に入っている「じゃこ」は“カタクチいわし”の赤ちゃんです。カルシウムやビタミンA・Bもたっぷりふくまれています。よく噛むと味わいが増して、おいしいですよ。

図2-20　「学校給食メモ」で情報を発信

書き続けた。（汐入小学校のホームページ上の「食育」で公開しているので、興味のある方はご覧いただきたい）

小さな取り組みではあるが、毎日、継続して書き続けてきたことに価値があり、それが認められ、今日、多くの読者から厚い信頼を得てきたように思う。いまでこそ、子どもも保護者もみな、楽しみにして読んでくれる「学校給食メモ」であるが、一九年前の「学校給食メモ」第一号は、ほとんど紙飛行機となって虚しく校庭に散った。用務員さんから「ゴミになるから止めてくれ」と言われ、それでも、毎日、用務員さんに謝りながら書き続けてきたことを懐かしく思い出す。それがいまでは、私のライフワークとなり宝となっている。振り返ってみると、一九年続けてきた「学校給食メモ」が私の「元気・やる気・根気・勇気」の四つの気、そのものだったように思われる。

毎日、子どもたちに「四つの気」を送り続けてきたことを、改めて感慨深く思う。その成果が、一九年かけて少しずつ現れてきているようで、今は何よりうれしくありがたい。

「ご・ず・こん」と「カミカミ」給食

ひぐらし小学校の特徴的な取り組みのひとつに「カミカミ活動」が挙げられる。給食の献立はもちろん「ご・ず・こん」と「カミカミ」が基本である。

噛み合わせや歯の健康に対して学校や家庭の意識が高まり、子どもたちのむし歯はこの二〇年で激減した。しかし一方では、食生活の欧米化の影響で軟らかいものを好む傾向が強くなり、子どもたちの噛む力や飲み込む力が低下している。また、不規則な食事や栄養の偏りなど、生活習慣の乱れによる歯肉炎や歯周炎といった歯周病は、増加傾向にある。

〈噛む回数が激減している現代人〉

さて、8０・2０（8まる・2まる）運動というのをご存じだろうか？「八〇歳まで二〇本、自分の歯で元気に暮らしましょう」という運動である。八〇歳まで自分の歯を二〇本もっているということは、若いころから自己管理ができていて、健康な証である。何でも美味しく食べることができるというのは、それだけでとても幸せなことである。しかし、歯周病は日本人の八割がかかっていると言われ、歯を失う原因の五〇％以上が歯周病によるものだそうだ。丈夫で健康な歯をもつことは、まさに「生きる力」である。

歯科医のいない昔の人は歯をなくして食べることができなくなれば、死を迎えることになる。歯の状態で年齢が判断できるのは、犬や猫などの動物も同じ。年齢の「齢」という字には「歯」があることが納得できる。

さて、現代人は子どもだけでなく、噛む力が落ちている。昔は皆、固いものを平気で食べていたし、子どものおやつはスルメだった。しかし、現代は食べ物を加工する技術が進み、たくさん噛まなくても食べられる軟らかいものが増えている。そして、食の欧米化によって、ハンバーグ・シチュー・スパゲティ・プリンやケーキなど、ますます軟らかいものが好まれ、昔と比べると噛む回数が明らかに減っている。この軟らかな食べ物は歯に付着しやすく、歯周病を招きやすい。

卑弥呼の時代と現代人の噛む回数と食事時間を比較してみよう。

【復元食の噛む回数と食事時間】

◎弥生時代（卑弥呼の時代）

噛む回数三九九〇回　食事時間五一分

はまぐりの潮汁、鮎の塩焼き、長芋の煮物、かわはぎの干物、ノビル、クルミ、玄米おこわなど

◎鎌倉時代（源頼朝の時代）

噛む回数二六五四回　食事時間二九分

いわしの丸干し、梅干し、里芋とわかめのみそ汁、焼き味噌、玄米のおこわ

◎江戸時代（徳川家康の時代）
噛む回数一四六五回　食事時間二二分
はまぐりの塩蒸し、里芋とごぼうの煮物、鯛の焼き物、カブのみそ汁、納豆、大根の奈良漬、麦飯

◎現代
噛む回数六二〇回　食事時間一一分
コーンスープ、ハンバーグ、スパゲティ、ポテトサラダ、プリン、パン

〈カミカミスクールの驚くべき効果〉

そこで、給食の「カミカミメニュー」でよく噛むことに日常的に取り組んでいるひぐらし小では、二〇〇七年六月四日「むし歯予防デー」に、噛むことと、むし歯予防のための学習を日本歯科大学、(株)ロッテ、日本フィンランドむし歯予防協会の協力で「カミカミスクール」と銘打って実施した（写真2－1）。

全学年がカミカミスクールで一日を過ごす大イベントである。体育館に並んだ歯科大学の先生方の前には、噛む力や左右のバランスがデータとして出てくるコンピューターが並び壮観であった。子どもたちは、歯科校医の先生により、一人ひとり歯垢《しこう》を採取され、ミュータンス菌の数を調べた。ミュータンス菌はむし歯の原因であり、一ミリリットルのだ液に一〇億個もいるのだそうだ。

さらにデンタルスケープという特殊なプラスチックの板をしっかり噛んで咬合《こうごう》力のデータを取り、分析してもらった。噛む力や、歯が右と左でバランスよく噛めているかを調べるものである。データの分析が終わると、別室でデータの読み方を教えてもらい、自分の咬合力を確認した。その後、ピンクとブルーの

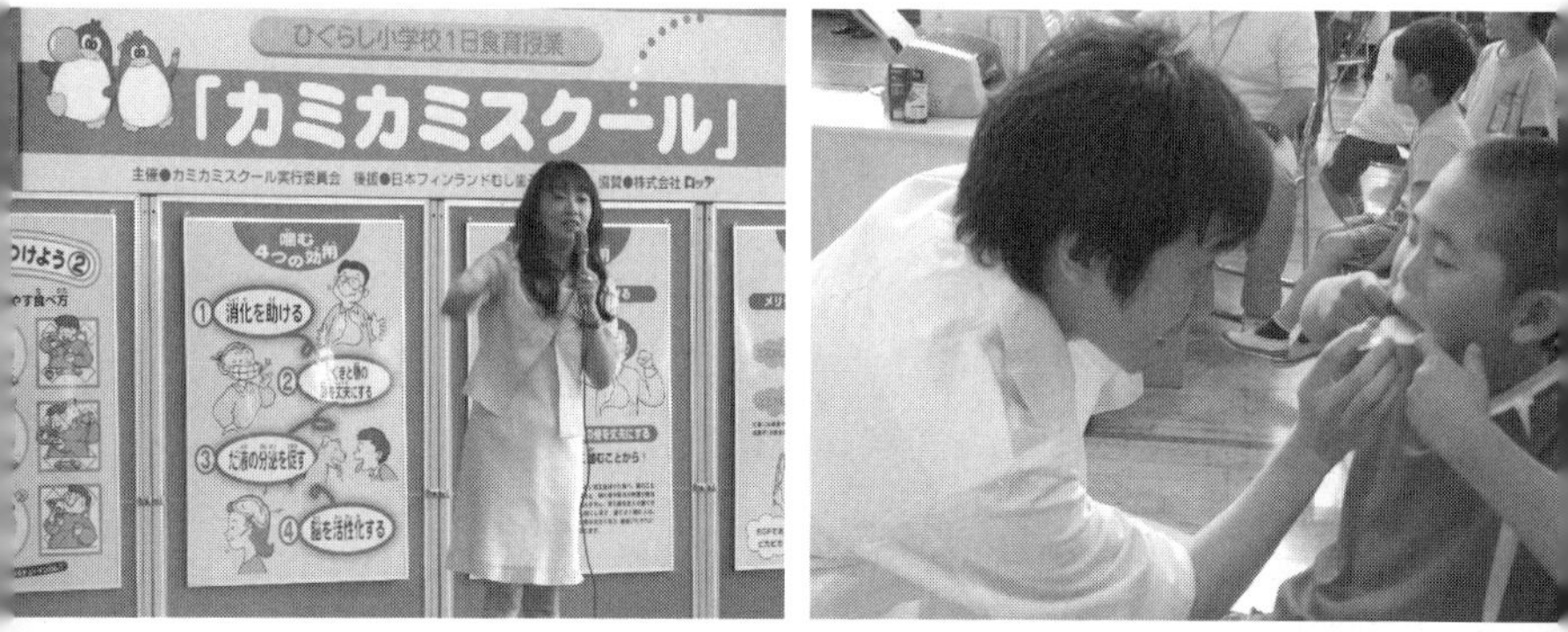

写真2－1　一日がかりでとりくんだ「カミカミスクール」

咀嚼《そしゃく》能力判定ガムを使ってよく噛むということを体験した。このように大がかりで本格的な咀嚼教育が行われた。

しかし、一日だけのイベントに終わらせてはせっかくの「カミカミスクール」の効果が低いのではないかと考え、さらに効果を高めるために継続して活動を続けることになった。そこで給食後に毎日、キシリトールのガムを使って、カミカミ能力を高める訓練を一学期間続けることにした。噛むという動作は、歯の健康によいだけにとどまらず、肥満防止や胃腸の調子を整えたり、はっきりと発音できたり、集中力を高めたり、さらに脳の活性化にも効果があると言われている。このカミカミ活動は、給食時だけのことではなく、家庭の食事にもできるだけ取り入れてもらうよう協力を願った。

キシリトールガムを噛む活動を続けていくと、子どもたちの様子に変化が起きてきた。集中力が高まり、給食時間がきちんと守られるようになってきたのだ。さらに、七月の給食後に再検査したところ、子どもたちのミュータンス菌の数は驚くほど改善されていて歯科校医さんがビックリした。このように短期間でこれだけ改善された例は珍しいと日本歯科大学の福田正臣准教授も驚いておられた。

4　命をいただく給食

わくわくモーモースクール

「いただきます」「ごちそうさま」。食事のあいさつは、たった一言で一編の祈りにも匹敵する気持ちを表現できる、すばらしい日本語だ。

子どもたちが「いただきます」「ごちそうさま」の意味を深く理解するための学習を、ひぐらし小は続けてきた。二〇〇六年一月二六日。乳牛一頭・子牛二頭と四五名を超える酪農家や関東地域の各乳業メーカー、栄養大学の先生、日大の学生、獣医科大の学生さんがひぐらし小の子どもたちのために、たくさんの学びを提供してくれた。夢のような「わくわくモーモースクール」が開催されたのだ。

校庭のサッカーゴールには立派なホルスタインのお母さん牛がつながれ、そばには、かわいい子牛が二頭。子どもたちも、この日を心待ちにしていた。登校してくるなり、校庭の牛を目指して走り出し、ランドセルを背負った笑顔・笑顔が牛を遠巻きにした。子牛は、たくさんの子どもに囲まれて、少し怯《おび》えているようだった。

〈牛乳から命を学ぶ〉

学校給食と、牛乳とのつながりは密接である。牛乳には骨や歯を強くするカルシウムが豊富に含まれていることは誰でも知っている。しかし、もっと広げて牛乳から、「環境教育」や「命の教育」に発展させたいと発想した。給食の牛乳は、早朝に納品され給食時間まで冷蔵庫で冷やし提供される。子どもたちは、冷やされたパック牛乳から「命の温もり」を感じ取ることは皆無だろう。

そもそも牛乳とは、雌牛が妊娠・出産をすることで出た乳をもらってくるものだ。乳牛だから、いつでも乳が出ると思っている人もいるようだが、私たち人間と同じように一〇カ月間お腹の中で大切に育てた赤ちゃんを出産し、そこで、はじめて乳が出る仕組みだ。乳牛は一リットル乳を出すのに四〇〇リットルの血液を循環させる。一頭で一日約三〇リットルの乳を搾《しぼ》るので、一万二〇〇〇リットルの血液を循環させていることになる。心臓への負担は相当なものがあり、乳牛は、命を削って私たちに牛乳を提供してくれていると言える。しかも、子牛は母牛からオッパイをもらえず、粉ミルクを飲んで育っていた。

牛乳や乳製品は、栄養豊富な食品として私たちの生活に欠かせない。乳牛や子牛、そして酪農家、乳業メーカーの皆さんの言葉や実習の中から、心に確かなものを残してほしいと願った「わくわくモーモースクール」だった。

〈命・食・はたらく〉

どのコーナーも子どもたちの真剣な眼差しと、熱気があふれていた。子牛にミルクを飲ませる「哺乳体《ほにゅう》験」では子どもたちのうれしそうな笑顔（写真2－2）。大きな乳牛のお腹の下で「搾乳《さくにゅう》体験」をする真剣な顔と手（写真2－3）。

一生懸命に牧場の仕事などを説明してくださる酪農家のまわりには、メモをとり、次々と質問する学びの姿があり、駅長さんに扮した大学の先生は、栄養指導の「三色の食べ物列車」で低学年の子どもたちを夢中にさせていた。牛乳工場の様子や、牛乳からできるたくさんの乳製品を学び、低学年もミルクドーナッツ作りで大感激。六年生は、「いちごのロールケーキ」に挑戦だ。どの子も限られた時間の中で一生懸命に学んだ。

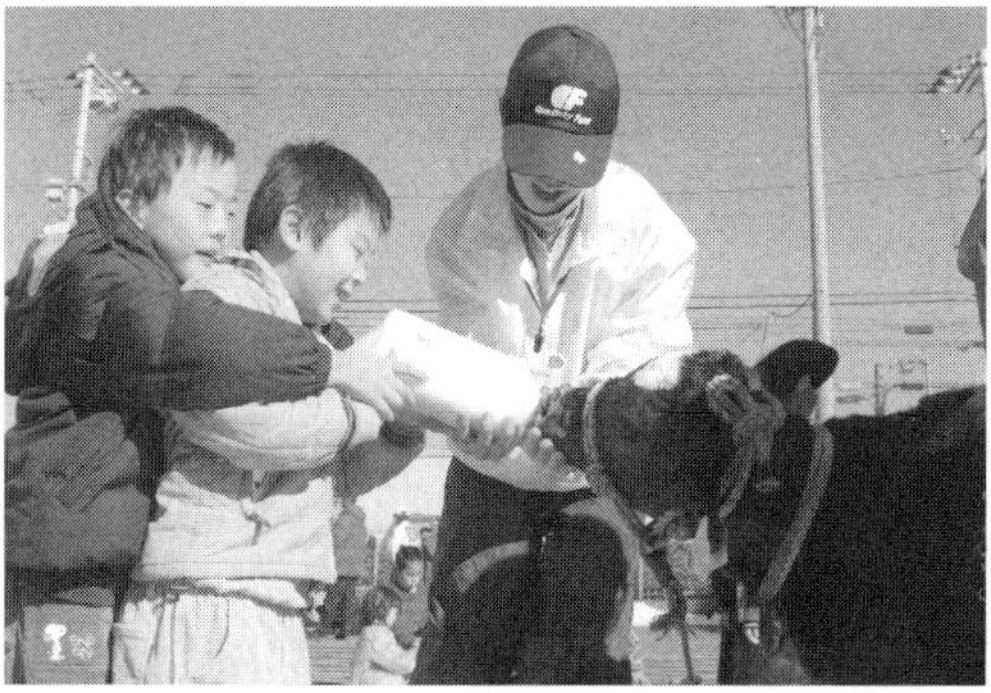

写真２−２　子牛にミルクを飲ませる

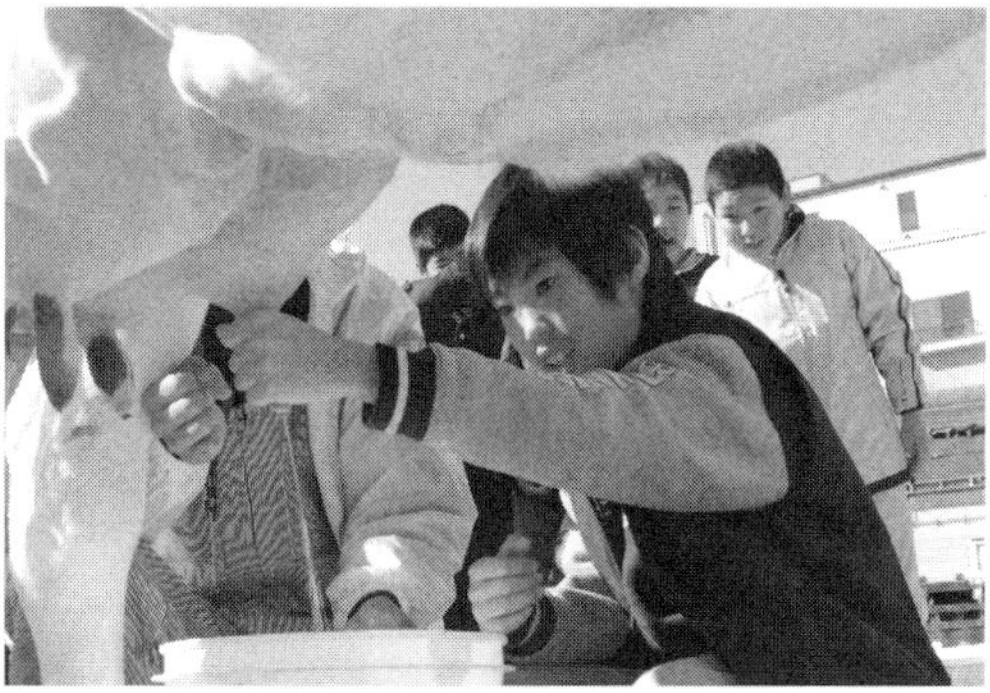

写真２−３　搾乳体験も真剣勝負

子どもたちの様子を見守る保護者や地域の皆さんも、三五〇人を越すほどの大盛況。近隣の保育園や幼稚園の園児も参加して子牛に頬ずりをしていた。たまたま、通りかかった赤ちゃん連れの若いお母さんや、お年寄りの方々もうれしそう。参加したすべての人々が、「命・食・はたらく」を学び、それぞれの心に深く響く感動的な体験学習となった。

この「わくわくモーモースクール」から、貴重な体験と多くの充実した学びを得て、子どもたちは輝く笑顔で帰っていった（写真2－4）。

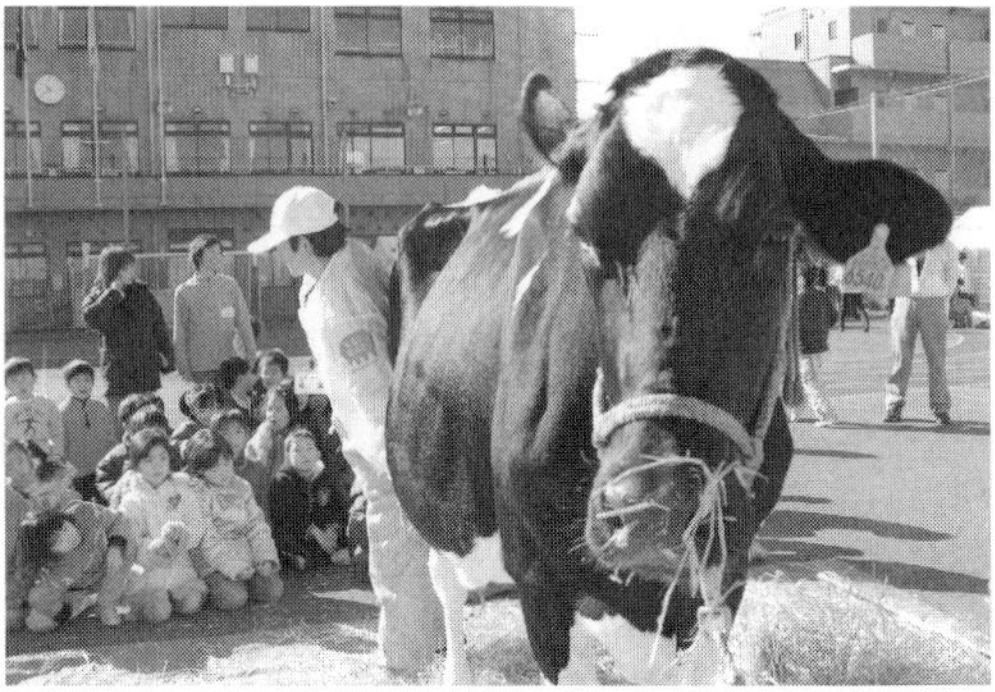

写真2－4　親牛と子どもたち

〈子どもたちの感想〉

「わくわくモーモースクール」を終えて翌日、子どもたちは、あの感動を忘れたくないとでも思っているように、みな、真剣に感想文に取りかかった。「学校から帰って、家族全員で、牛の命からできているものを探しました。お父さんのベルト・お母さんの靴やハンドバック・冷蔵庫にはチーズ・牛乳・ヨーグルト。私たちの生活は、牛の命で支えられているとわかりました。私はランドセルが初めていとおしいと思いました」「自分の命を大切にしたい。友だちも大切にしたい」「家の食事も学校の給食も残しては、牛さんたちに申し訳ない」。

「すべての食べ物に、命があることがわかりました」というような作文が全学年からたくさん届けられた。そして、いまでも忘れられない思い出となっているのがT君の作文だ。

いままで、作文が苦手で、ほとんど作文が書けない四年生のT君は、「わくわくモーモースクール」で、オスの子牛が三カ月で売られてしまうことを知り、心を痛め、泣きながら子牛から離れなかった子である。机間巡視をしていた担任は、彼が一心不乱に鉛筆を動かす姿に驚き、足が止まったという。そして、その作文を見てますます驚き、息を弾ませ私に見せにきた。

その作文は、作文用紙四枚にびっしり書かれていて、自分がモーモースクールでたくさん感動したこと、また、来月になったら売られてしまうだろう子牛のことを、心から心配した内容だった。文脈もしっかりと、漢字も一杯書かれたすばらしい内容の感想文だった。いつもは作文も、漢字も書けないようなT君がこんな立派な作文を書いてくれたことに、担任も私も感激し、思わず涙した。T君は「えんぴつが勝手に動いてたくさん書けた」と言い、作文の中で将来の夢について語っていた。「サッカー選手になってワールドカップに出場したい。でも、サッカー選手になれなかったら、ボクは、酪農家になって牛を愛情込めて育てていきたい」。

高校生になったT君は、現在も酪農家の夢は持ち続けている。彼は、いまでも、牧場に行くと心が落ち着くと言った。

酪農教育ファーム──日大との連携

「わくわくモーモースクール」の感動を継続した取り組みにしたいという多くの意見を受け、二〇〇七年より、五年生が神奈川県藤沢市の日本大学生物資源科学部の農場にバスで出かける校外学習が始まった。日大生物資源科学部の小林信一教授のご指導のもと、大学生が子どもたちのリーダーとなり、乳牛・ヤギ・豚・ロバ・肉牛などの酪農の生産現場と附属博物館で、一日かけてさまざまな体験学習を行う。

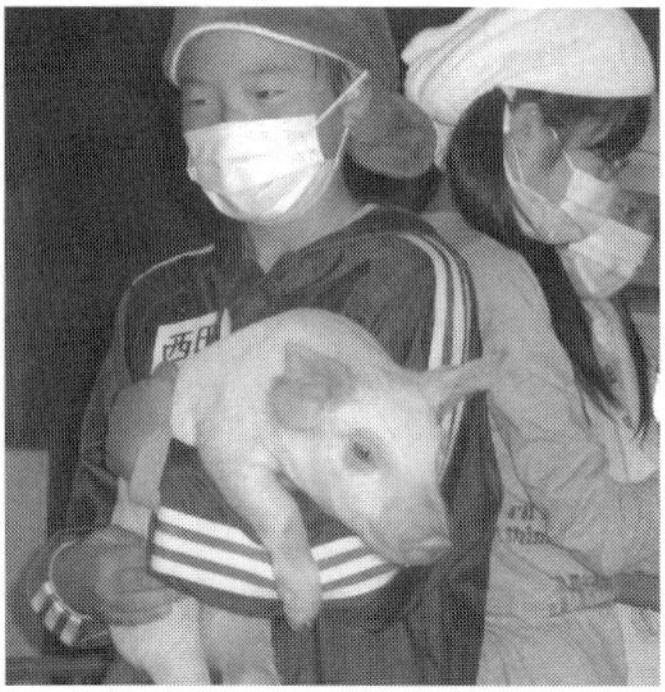

写真2－5　恐る恐る子豚を抱っこ

〈生後半年で出荷されていく命と向き合う〉

巨大な親豚が並ぶ豚舎《とんしゃ》で、子どもたちは、恐る恐る生まれたばかりのピンクの子豚を抱っこする（写真2－5）。生まれたときは三〇〇グラムほどしかないのに、半年で一〇〇キログラムになるという豚に、ビックリだ。なぜ、こんなに早く成長するのだろう?と質問すると、子どもたちからは「一杯食べるから」などとノンキな答えが返ってきた。子どもは目の前の子豚と大好きなカレーライスの中に入っている豚肉とを結びつけて考えられない。

生後たった半年で出荷されて行く命と向き合う体験がこの子たちには貴重だったと思う。子豚を抱っこするという温もりを体感して初めて、カレーライスの豚肉にも命があったことに気づくことになる。われわれの命を支えてくれる、他の命について体験的な学習を実践する「酪農教育ファーム」は、現代の子どもたちに、忘れられない貴重な学習となる。

さらに、牛乳を中心にした「生命を支えるカルシウム」という授業に発展させ、数年前に起こった「バター・パニック」（スーパーなどの市場から国産バターが消え、学校給食でも大変なパニックが起きた）がどうしてわが国で起きたのかを検証したり、人間を含めた、地球上の脊椎《せきつい》動物の骨格を学んで、骨の重要性と、そのすばらしさをしっかり学んだ（写真2－6）。このような学習は、生涯を健康で過ごすための「生きる力」につながるのではと思っている。さらに、大学と小学校が連携することで、大学生も自らの学業を見つめ直すよい転機となり、小学生にとっては、大学の広大なキャンパスを実感することで、将来の夢につながる。お互いに貴重な学びとなっていることは、事実である。

〈牛博士になろう〉

このような酪農教育ファームを体験した五年生が学習発表会を行った。

まず「乳房班」。大きなおっぱいには、太い血管が集中して張り巡らされ、一〇〇リットルの血液が乳細胞を通過すると、二〇〇ccの牛乳に変わることを調べあげた。「大きなおっぱいに牛乳がたまっているんじゃなかったんだ」という発見を伝えるために、子どもたちは、二リットルのペットボトルに赤い水を注いで五〇本並べ、その上に給食で飲んでいる二〇〇ccのパックを置いた（写真2－7）。五〇〇対一の対比を視覚に訴える作戦に、参観の大人たちからどよめきが起こった。

人間の母乳も、牛と同じ仕組みでできている。「血を分けたわが子、ってこういうことだったのだ」と多くの母親も衝撃を受けたようだった。

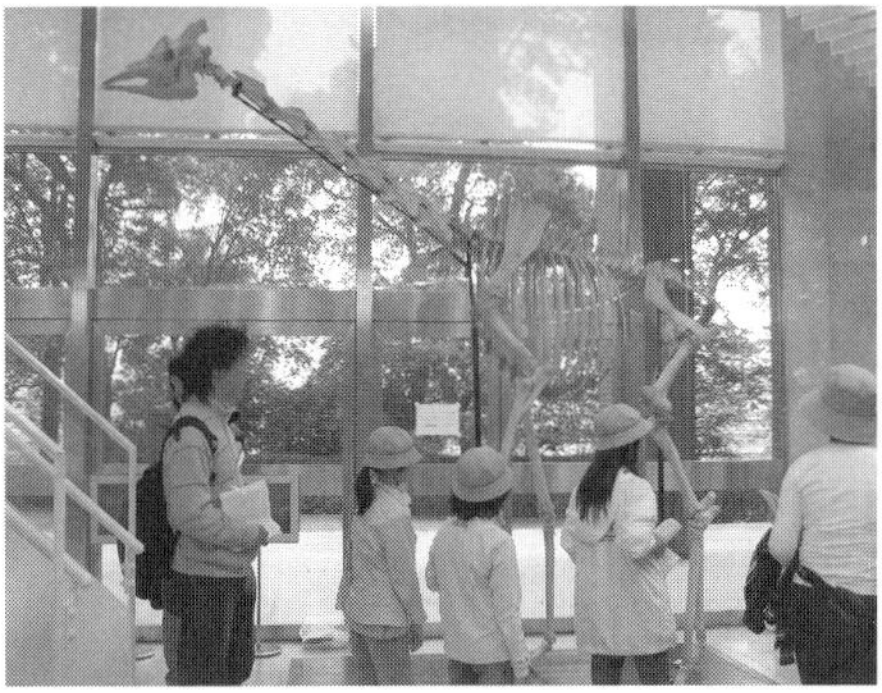

写真2－6　博物館での学びも「生きる力」に

「牛の胃袋班」は、牛の胃袋が四つもある不思議を説明した。牛が食べる草や干し草などは消化が悪く栄養も少ないため、反すうをして、胃にすみつくバクテリアの力を借りて消化を促し、栄

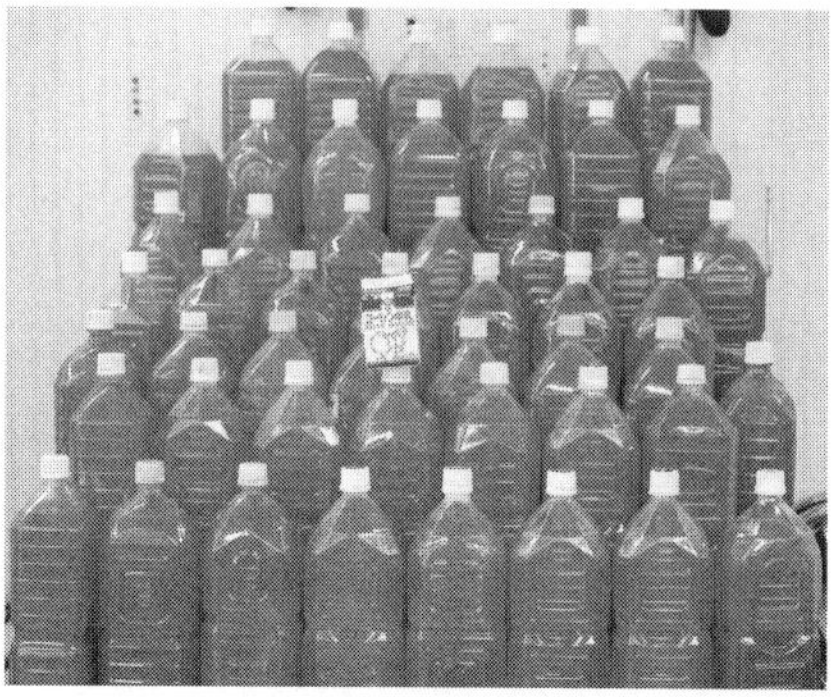

写真2－7　200ccの牛乳を作るために必要な血液の量は？

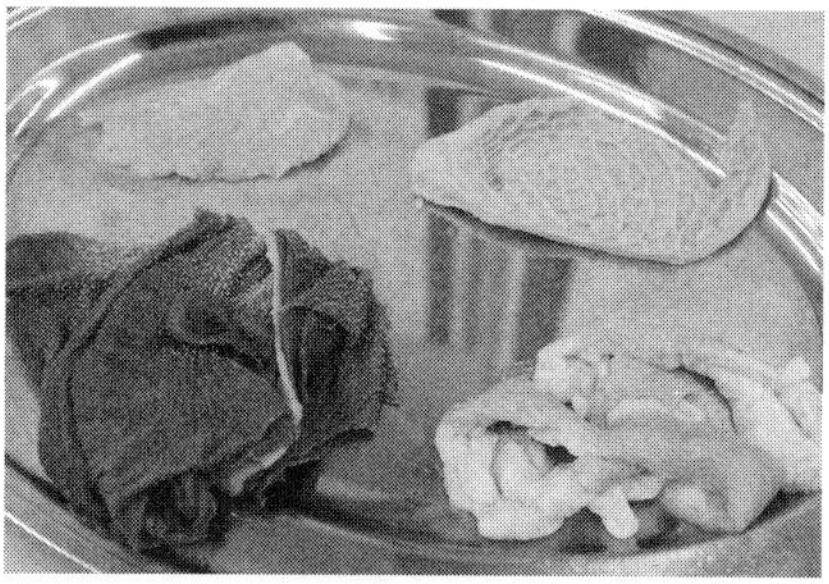

写真2－8　「牛の四つの胃」に歓声があがる

養を余さず吸収しているのだ。大きなからだをつくり、栄養豊富な乳をつくりだす秘密が胃袋にあることを突きとめた子どもたちのために、担任は、焼き肉屋さんのSくんのお母さんから、本物の四つの胃袋を分けてもらってきた（写真2－8）。「うわ〜、ビロンビロンしている！」「焼き肉屋さんで食べたことがあるよ！」と、歓声があがった。

人間と同じで、妊娠・出産してはじめて乳が出ることを発表したのが、「牛の一生班」だ。「牧場では、オスの赤ちゃんは生後三カ月で売られていきます。メスの牛は、一才で母になり、五才までに四回の妊娠・出産を繰り返して、乳の出が悪くなると出荷され肉になります」。牛の一生を勉強して切なさも感じた子どもたちだが、一生懸命に生きて乳を出し、私たちの生活に役立ってくれている牛は「すごいと思います」としめくくった。それは、子どもたちみんなの思いだった。

このように、いつも口にしている牛乳や牛肉を総合的な学習としてきちんと学ぶことで、子どもたちはたしかに変わっていく。ひぐらし小の給食は、食べ残しがほんとうに少ないのもこうした学習の成果だろう。自分たちが動植物の命をいただいている、という気づきのあらわれだ。「いただきます」「ごちそうさま」のこころを知っている子どもたちは、やさしくて強い。

おわりに――「食育プロデューサー」として

平成一七年（二〇〇五年）の食育基本法制定により、食育は学校教育の中に位置づけられたが、実は、現在の教員は食育を受けてきていないうえに、教科書もない。どこの学校も手探り状態である。そこで、総合的な教育視野をもち、広い人脈と企画力のある食育プロデューサーが必要となる。栄養教諭の発足は、この食育プロデューサーとしての役割を期待しているのではないだろうか。

私は「食育プロデューサー」のフロンティアとして、児童・保護者・教員の食や健康への意欲・関心・知識を高め、「食を核にして、生きる力を育む」ことを広めてきたと自負する。大切な出会いである一食一食に、子どもたちの健やかな成長を願う想いを込めて給食を提供してきた。そして、食にかかわる教育を発達段階に応じて考え、一年生から六年生までの六年間でドラマチックなストーリーを組み立ててきた。

今回、ご紹介した実践事例はほんの一部である。現任校の汐入小でも大震災後の東北を応援するため「～東北を応援しよう～秋田ふれあいフェア」を開催し、秋田の食・文化・暮らしなどを学ぶ大規模な集会が行われた。この企画は、今後順次続けられ、東北六県の郷土食や文化を学び、子どもたちが自分にできる応援を考えていく、というものである。このほかにもオリジナルな食育プログラムがいくつもあってそのどれもが楽しく、効果を挙げている。

愛情豊かな食育を受けて育った子どもたちには、自分で考え、行動できるたしかな能力と、小さなことにも感謝し感動できる豊かな心をもってもらいたい。そして心身ともに健康な、よりよい人生を歩んでほしいと心から願っている。

第3の快　排泄からみた子どもたち

加藤　篤

1　子どものトイレ・うんち事情

うんちに対する意識

私たちは毎日、トイレに行く。生きていくうえで必要な栄養を主に食べものから得て、不必要になったものを排泄する場所、それがトイレである。排泄は、食べること、眠ること、動くことと同様に、生きていくために欠くことのできない大切な行為である。排泄が止まることとは、人としての活動を停止することを意味するのだと思う。うんちは、食べものを噛み砕き、のみ込み、消化・吸収するなど、身体の中で行われたことの結果として視覚化されたもので、身体の状態を知らせてくれるメッセージである。それにもかかわらず、排泄、とくにうんちはタブーの象徴的な存在で、公の場でなかなか語られない。もちろん、うんちについて学ぶ機会もほとんどない。

表3－1　排泄習慣の獲得の基準

1歳3カ月未満	おむつが汚れたらとりかえてもらい，きれいになった心地よさを感じる。
1歳3カ月～2歳未満	便器での排尿に慣れる。
2歳児	促されて自分で便所へ行き，見守られて自分で排泄する。
3歳児	適宜，便所に行き，自分で排尿・排便をする。
4歳児	排泄の後始末はほぼ自分でできる。
5歳児	排泄の後始末を上手にする。
6歳児	人に迷惑をかけないようにトイレの使い方が上手になる。

では、私たちはどのようにして排泄習慣を獲得してきたのだろうか。表3－1は、明治学院大学教授の藤崎眞知代氏が、「保育所保育指針」（厚生省、一九九九）をもとに排泄習慣の獲得を年齢段階別に整理したものから作成した。一歳三カ月以降に便器での排尿に慣れるなど、排泄習慣の獲得に向けた準備段階に入り、おおよそ六歳児ぐらいになると、人に迷惑をかけないようにトイレの使い方が上手になるとされている。これは家庭での大切な躾の一つだが、ここで身につけるのはトイレの使い方が主であり、排泄の意義、排泄と健康との関係、集団生活におけるトイレルール・マナー等ではない。保育園・幼稚園では、活動の前や食事の前などに保育者のサポートのもと、トイレの時間を設けることが多いと言われているが、これも個人レベルでの排泄習慣の獲得に関する内容で、他の人に迷惑をかけないようにすることが主目的と考えられる。

〈学校でうんちができない〉

子どもたちは小学校に入学すると「トイレ」という大きな壁にぶつかる。安心してトイレで排泄できない子どもたちがいる。

小林製薬のＷＥＢ調査（二〇一〇年）によれば、七四％もの小学生が学校でうんちをすることに「抵抗を感じる」「やや抵抗を感じる」と答えた。「まったく抵抗を感じない」と答えたのは、わずか三%であった。また、学校でうんちをすることに抵抗を感じる理由については、「はずかしいから」が四二%で最も多く、続いて「和式が苦手だから」二六%、「トイレが汚い・臭いから」二〇%であった。

とくに男子は、トイレの個室に入ることがうんちをすることを宣言することになってしまうため、学校でうんちをすることのハードルは高い。

トイレや排泄に対するマイナスイメージは、子どもたちの排泄観を歪《ゆが》め、その結果、子どもたちは排泄を我慢し、体調を崩してしまう。また、うんちをすることで冷やかされたり、馬鹿にされたりするなど、いじめにもつながることが危惧されている。

家庭と学校、トイレのギャップ

日本トイレ研究所が、学校トイレの改善に本格的に取り組み始めたのは一九九七年からである。ここでいう学校というのは、小学校のことを指す。そのスタートとなる場として、学校トイレフォーラムを一九九七年八月に東京で開催した。このとき、教育委員会、小学校、専門家、企業等に声をかけ、全国から多くの方々に参加していただくことができた。関係者はみな、学校のトイレに悩みを抱えていたのだ。

〈進まないトイレの改修〉

学校のトイレが抱える大きな悩みの一つは、トイレが古いことである。公立学校施設の多くは、昭和四〇年代から五〇年代の児童生徒が急増した時期に建築されたものが多く、老朽化した建物が増加している。

平成一九年度（二〇〇七年度）において、全国の公立小中学校のうち、建築後二〇年から二九年を経過した建物は全体の約三六％、建築後三〇年以上経過した建物は、なんと全体の約四〇％も占めている（文部科学省調査）。つまり、現代の小学生は三〇年前の小学生と同じトイレを使っていることになる。時代も生活スタイルも大きく異なっているのに、昔のトイレを使わなければならないというのは、酷である。トイレを我慢してしまうのも当然である。

ちなみに、一般的に便器は、一九六三年ごろから洋式便器に移行しはじめ、一九七五年には和式便器と洋式便器の出荷比率がほぼ同じになった。それ以降、洋式トイレは普及していくことになるが、学校のトイレはこの変化についていくことができなかった。洋式トイレが普及した理由としては、生活スタイルが椅子に座るスタイルに変化したことに加え、洋式トイレのほうが便器内に水が溜まっている部分が深いため、においの発散や汚れ付着防止に効果的であることと考えられている。

二〇〇七年に首都圏の小学校低学年の家庭二七五軒に対して、トイレの実態調査（日本トイレ研究所、王子ネピア）を行った結果では、洋式トイレは二七三軒（九九・三％）で、和式トイレが一軒（〇・四％）、両方あると回答した家庭が一軒（〇・四％）であった。幼稚園や保育園でも洋式トイレが多いため、今の子どもたちは、もしかしたら小学校で初めて和式トイレに出会うのかもしれない。しかも、その多くは古いトイレだ。

この状況を改善すべく、文部科学省は、学校のトイレ改修に対する補助制度を設けた。これまでは古い校舎のトイレを改造する場合、建物の内外装を全面的に改修する工事と同時に行うものに限られていたが、平成一三年度（二〇〇一年度）からはトイレの改造だけでも補助の対象にできるようになった。このような制度により、学校のトイレの改修は着実にすすんでいるものの、多額の費用がかかるため、改修を待たされている学校が多数あることも事実である。つまり、古いトイレのまま学校生活を送り、卒業していく児童がたくさんいることになる。

三日以上うんちが出ない!?

二〇〇九年に日本トイレ研究所と王子ネピアは、首都圏の小学校低学年の児童四二〇人のうんち事情について調査を行った。児童に「うんち日記」という小冊子を配布し、そこに七日間の排便記録を書き込んでもらい、それを集計した。記載する内容は、毎日のうんちの回数とうんちの状態である。うんちの状態は、わかりやすく四つに分類して記録してもらった。うんち日記では、健康的なうんちを「キラキラうんち」、水分不足でかたいうんちを「カチカチうんち」、元気がなく細長いうんちを「ヒョロヒョロうんち」、下痢のようなうんちを「ドロドロうんち」とし、イラストで表現してある。（詳細は137ページ、表3－2参照）

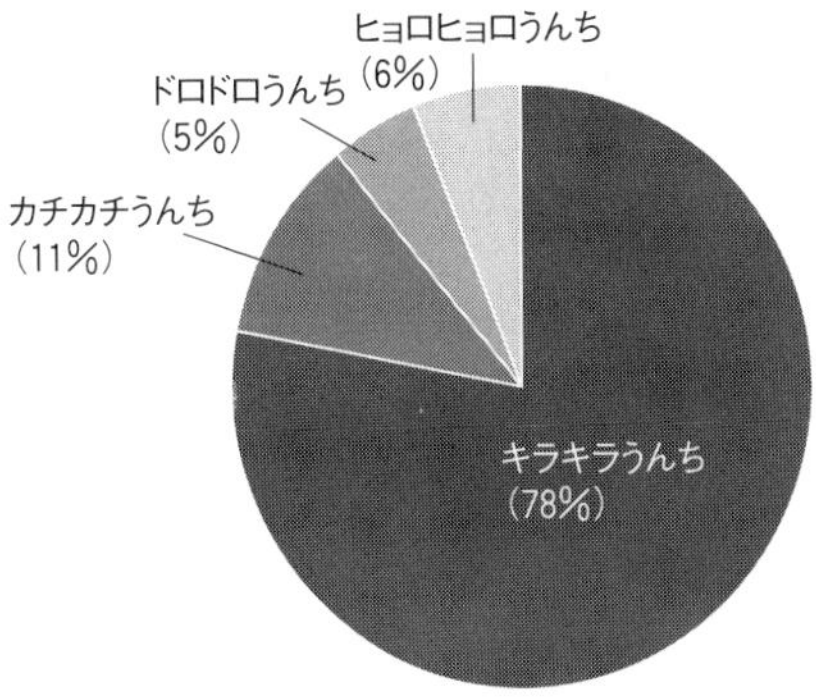

図3－1　子どもたちのうんちの状態（2009年，日本トイレ研究所・王子ネピアの調査より）

〈二割の子どもが便秘〉

うんちの状態を集計した結果を図3－1に示す。これは、うんちの状態を四種類に分類したものである。約八割が健康的な

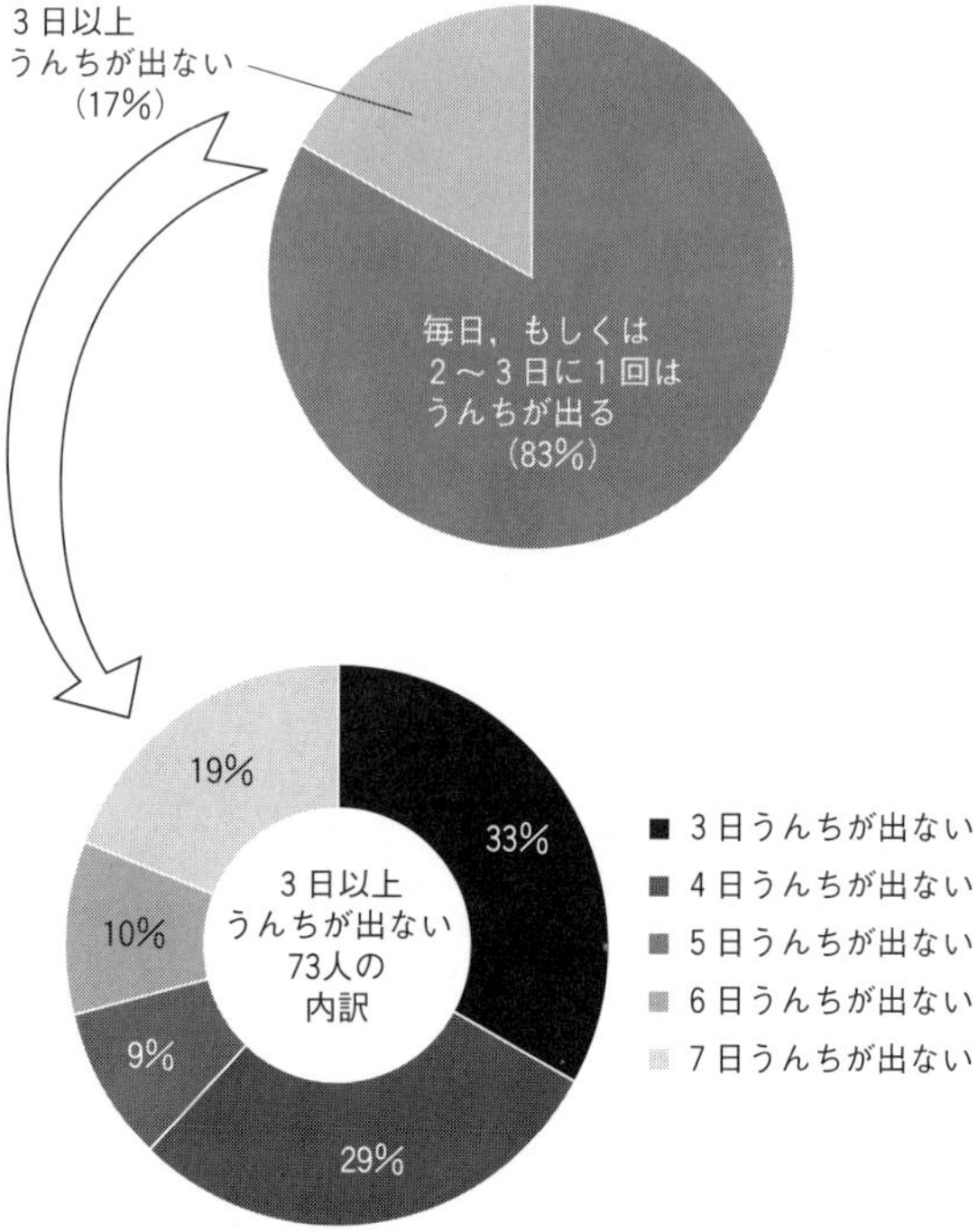

図3－2　3日以上うんちが出ない子どもたちの割合（上）と，その内訳（下）

「キラキラうんち」という結果になった。全体としては比較的よい結果と思っていたが、四二〇人の個人ごとのデータを見直した結果、新たな課題が見えてきた。四二〇人のうち八三％は、毎日うんちが出る、もしくは少なくとも二～三日に一回はうんちが出ているが、三日以上うんちが出ない児童が一七％（七三人）もいることが確認された（図3－2）。体調や個人差があるとはいえ、小学校低学年で二割近い児童が便秘状態であるというのは驚きである。さらに、図3－2の下はその七三人の内訳を示したもので、七日間に一度も出ない児童がそのうちの一九％＝約一四人もいることがわかった。全体の約三％である。心と身体の歪みが、排泄に現われているとも考えられる。うんちが出ない、または状態の悪いうんちが続くというのは、子どもの健康に悪影響を及ぼす。

また、うんち日記では朝食の内容も記録している。毎日もしくは二～三日に一回うんちが出る児童のうち、朝食の品目数が一品目以下であった子どもの割合が一・七%、四品目以上は二七・四%であったのに対し、三日以上うんちが出ない児童七三人は、一品目以下が三四・二%で、四品目以上は五・四%だった。排泄リズムのいい児童は、多品目の朝ごはんを食べている割合が多いことがわかった。

2　トイレ・うんちのことをもっと語ろう

学校トイレ出前教室という試み

日本トイレ研究所は、空間としてのトイレ改善に加え、トイレや排泄の大切さを子どもに伝えることが重要だと考えており、トイレや排泄に対するマイナスイメージを払拭し、誰もが安心してトイレに行ける環境づくりを目指している。これを実践する活動が「学校トイレ出前教室」である。この活動を始めたのは一九九八年で、主に小学校を対象に実施してきた。これまでの実施校は一〇〇校以上になる。いずれの学校でも子どもたちは大喜びで、しかも、悪ふざけではなく興味をもって真面目に聞いてくれることが印象的である。

〈私が「うんち王子」になった理由〉

二〇〇七年には、この授業をプログラム化し、王子ネピアと共同で小学校低学年を対象に「うんち教室」をスタートさせた。この教室では、自分の身体や健康とうんちのつながりを伝え、トイレ・排泄は大切であり、トイレに行くことは恥ずかしくないという心を育む。また、トイレに関するルール・マナーを学び、集団生活において他者を思いやることや、トイレを大切に使う習慣を身につけることを目的としている。

私は、うんち王子に扮して、子どもたちと一緒に楽しみながらうんち教室を実施している（写真3－1）。私がそもそもトイレに関心をもったのは、設計事務所で働いている時期であった。まちづくりに携わりたくて、学生時代に建築を専攻し、建物一軒一軒をつくることが「まち」をつくることになると考えていた。しかし、マンション設計という仕事をとおして、プライバシーや日照権に関する問題に触れるにつれ、生活の根底にあって人の幸せを左右するものは何だろうかと考える日が続いた。そんなとき、ほとんど何も考えず、出来合いのトイレ図面をコピーし、必要な場所に張り付けていた自分に気づいた。狭く小さな空間ではあるが、ここにこそ生活が凝縮されているような気がした。

トイレをよくすれば、その人の生活がよくなる。公衆トイレをよくすれば、都市環境がよくなる。そこから私のトイレの道が始まる。

〈うんち教室で学ぶこと〉

うんち教室プログラムは、大きく分けて三つのコンテンツから成り立っている。

①トイレと排泄の大切さを伝える基本講座「うんちのはなし（関心・理解）」

②オガクズ粘土を用いた「うんちえんぴつ作り（思考）」

③自分のうんちの状態を確認する「うんち日記（実践）」である。

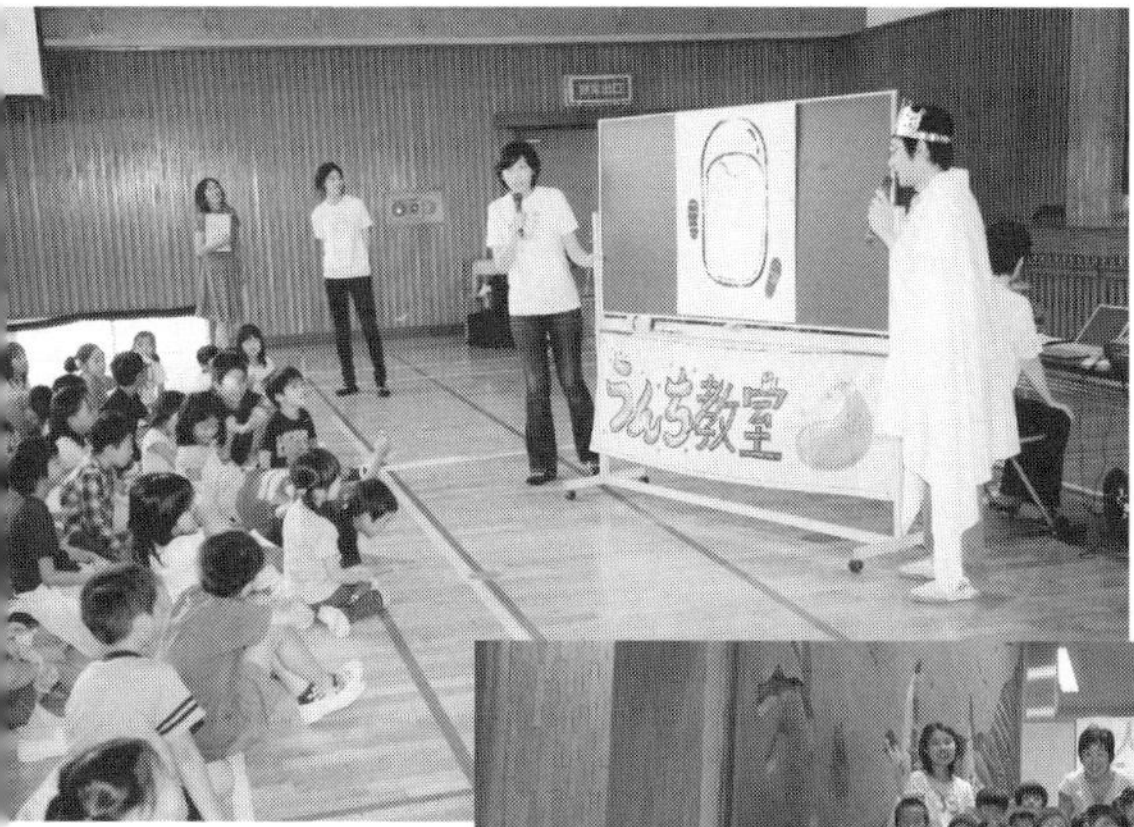

写真3－1　真剣に話せば真面目に聞いてくれる子どもたち。最後は「楽しかった！」

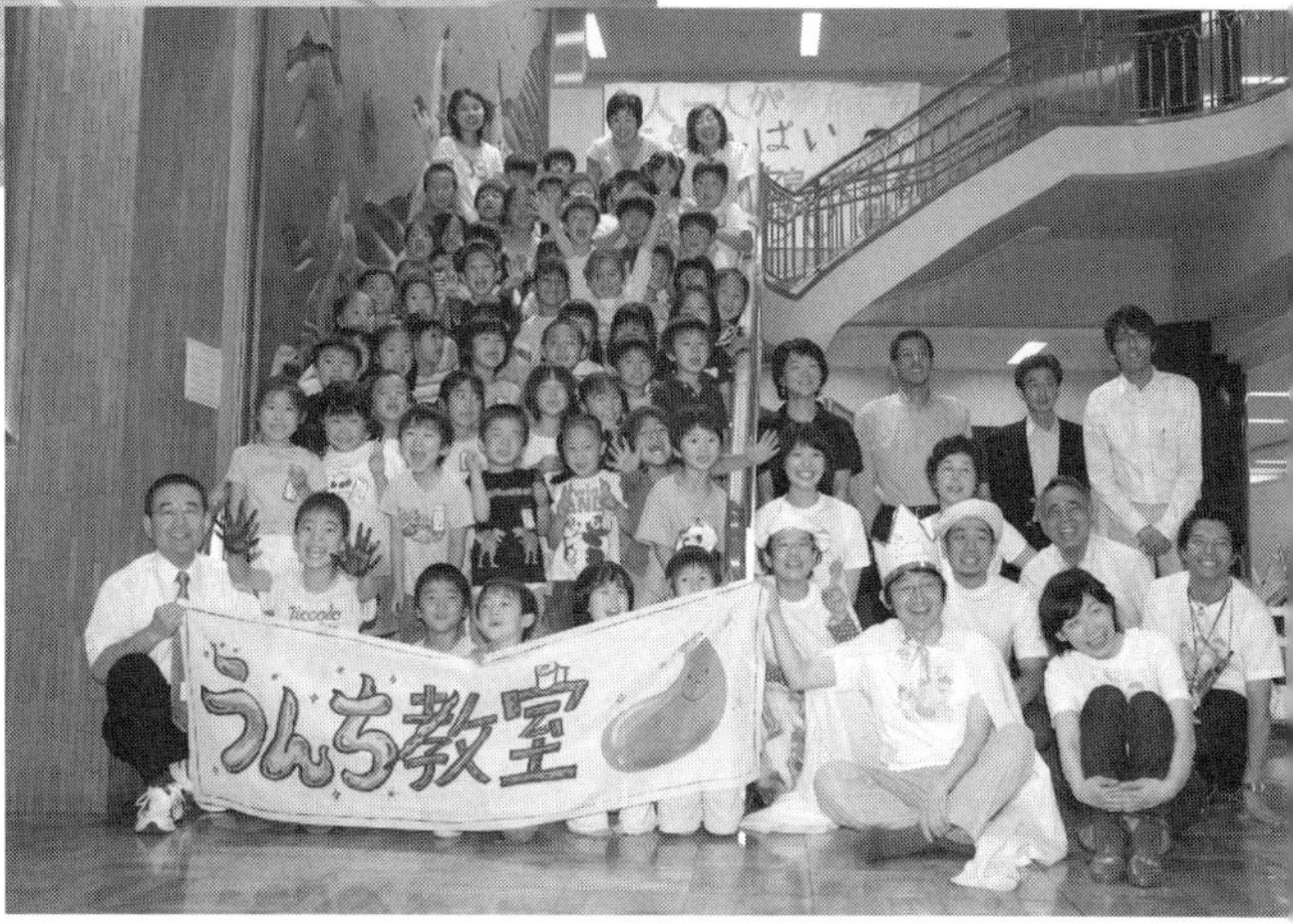

①と②は学校で実施する内容で、合わせて九〇分のプログラムである。「うんちのはなし」をとおして身体の仕組みや排泄と健康との関係を学び、「うんちえんぴつ作り」では、自分の身体の中でうんちが作られることをイメージさせる。ちなみに、「うんちえんぴつ作り」とは、乾かすと木になるオガクズ粘土を用いて、子どもたちが自分のうんちを思い出しながら、うんち型のえんぴつを作るプログラムである。食べものにたとえた四色の粘土を混ぜあわせながら作ることが

特徴だ。できあがったうんち型粘土に鉛筆の芯を入れて五日間程度乾かせば完成である。通常の鉛筆同様に削って使うことができる。

最後に「うんち日記」を全員に配布し、自宅で一週間、食事やうんちの状態を記録・確認することをとおして生活習慣の改善を促す。記録したうんち日記は、当研究所が回収して集計したあと、子どもたちに返却している。

幼稚園や保育園に通っているころは、子どものうんちの状態を意識する保護者が多いと思うが、小学校入学と同時に、あまり気にしなくなってしまうのが現状だと思う。

最近では、一人で食事をしたり、偏ったものしか食べなかったり、テレビやマンガを見ながら食べたりと、子どもたちの食に対する関心のなさと食の乱れが指摘されている。食べることでさえ意識が低下しているのだから、自分のうんちをチェックする子どもはかなり少ないと思う。

しかし、うんちは身体の状態を知らせてくれるメッセージである。いいうんちが出たとき、心も身体もすっきりする。この感覚を身につけることが大切である。

うんちの種類と特徴

うんちは七五～八〇％が水分で、残り約二〇～二五％のうち三分の一が腸内細菌、三分の一が食べかす、三分の一がはがれた腸粘膜である。一般に水分が七〇％以下になるとうんちが固くなる。腸内細菌には、善玉菌、悪玉菌、日和見《ひよりみ》菌の三タイプがあり、身体によい働きをするものが善玉菌、悪い働きをするものが悪玉菌、どちらの働きもするのが日和見菌と呼ばれている。善玉菌の代表選手がビフィズス菌や乳酸菌、悪玉菌は大腸菌やウェルシュ菌である。これら細菌は、うんち一グラムあたりに約一兆個近くも含まれている。また、大腸粘膜にある腸内細菌の全部の重さは一〜一・五キログラムで、五〇〇〜一〇〇〇種類にもなる。

うんちは一人ひとり異なるし、食事や体調によっても異なるが、健常者の一日の排便量は二〇〇グラム程度と言われている。排便の前後で体重を量ってみるのもよいし、すっきり出たときの分量を感覚的におぼえておくのもよい。まったく食べなくても一日五〜一〇グラム程度出るようだ。ちなみに一日の平均排便量は英国人が一〇〇グラム、インド人三〇〇グラム、ウガンダ人五〇〇グラム程度という報告もある。

うんちの量を増やしてくれる食べかすの代表は、食物繊維である。食物繊維は、小腸でも消化されずに大腸まで届き、水分を吸収して大きくなるため、うんちの量は食物繊維の摂取量に左右される。もちろん、肉食中心の場合は、うんちの量が少なくなる。

〈においも大事なサイン〉

いいうんちの色は黄褐色だが、大腸内に長くたまっていると黒ずんでいく。においは、インドールやスカトール、メルカプタン、硫化水素、芳香族アミンなどによるが、腸内細菌叢《そう》や消化酵素も影響する。これらの分泌は個人で異なるので、食べものが同じでもにおいは異なる。一般的に肉系の食事だとくさいうんちになり、野菜・海藻中心の食事はくさくなりにくい。とてもくさいうんちが続く場合は、おなかの中の状態がよくなく、悪玉菌がたんぱく質を分解し、悪臭を放つ有害物質を作りだしているのである。

においといえば、おならも気になる。腸内環境がよい人のおならは、窒素、二酸化炭素、水素、酸素、メタンガスなどの不活性ガスがほとんどでくさくない。おならがくさいのはうんち同様、悪臭を放つ有害物質が原因である。健常者の消化管内のガス量は、約一五〇ml で、胃に約五〇ml、小腸にはほとんどなく、結腸に一〇〇ml程度と言われている。一日の排ガス量はおおよそ五〇〇～二〇〇〇mlである。ガスの六五～七〇%は飲み込まれた空気で、残りの三〇～三五%は身体の中で作られる。身体の中で作られるガスのうち、腸内細菌によって作られるのは三分の一程度である。

また、消化管内のガスの約二〇%は血中から拡散し、呼気から排泄される。つまり、おならを長い時間我慢すると、そのおならは腸の毛細血管から血液にのって身体を流れ、肺までたどり着いて、最後は口や鼻からおならをすることになってしまうのだ。おならもうんちと同じように、ため込まずにしたいときにするのが一番である。

医療分野では、うんちの種類をブリストル便形状スケールという尺度によりタイプ1～7まで分類する場合が多いようだが、うんち教室ではうんちを四つに分類し、それぞれの特徴を紹介している。子どもたちにはわかりやすく、しかも親しみやすくなるよう心がけた。表3－2にうんちの種類と特徴を示す。

このようにうんちを分類すると、子どもたちは、もっとも見栄えがよく輝いている「キラキラうんち」のことを好きになり、キラキラうんちをしたくなるようである。

うんちができるまでの仕組み

食べたものは噛み砕かれて唾液と混ざり、食道をとおって胃に行く。胃で胃液と混ざり、ドロドロになって十二指腸に移動する。さらに、空腸、回腸とすすみ、そこで胆汁、膵液、小腸液と混ざり、小腸で

表3－2　うんちの種類と特徴

	なまえ	特徴
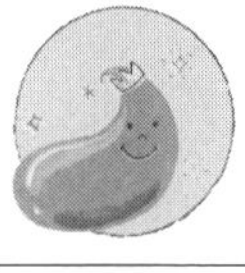	キラキラうんち	元気いっぱいのうんちは，黄色っぽい茶色をしている。においもくさくなく，するっと出てくる。 好き嫌いなくよく噛んで食べるとキラキラうんちになる。
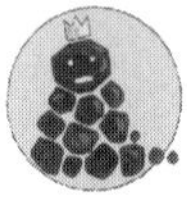	カチカチうんち	ちからを入れてもなかなか出てこない。水分が少なくて，こげ茶色をしている。肉やお菓子ばかり食べているとカチカチうんちになる。
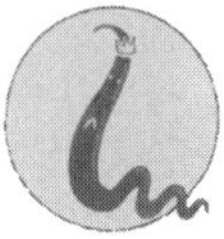	ヒョロヒョロうんち	やわらかくて，出してもおなかがすっきりしない。特徴はほそ長いかたち。外で元気よく遊ばずに，家の中でテレビやゲームばかりやっているとヒョロヒョロうんちになる。
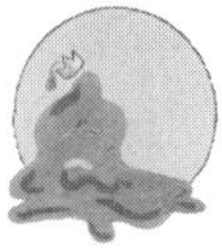	ドロドロうんち	とてもくさくて，おなかが痛くなるのが特徴。ドロドロしていて，トイレに行くのを我慢できない。冷たいものをたくさん飲んだり，おなかを冷やしたりするとドロドロうんちになる。

栄養分の大部分が消化吸収される。次に大腸に移動し、水分が吸収されてうんちを形成する。横行結腸ではかゆ状で、下行結腸で半固形状、S状結腸で固形状になる。大《だい》蠕動《ぜんどう》やうんちの重みで直腸にうんちが運ばれると便意が起こる（図3－3）。通常は、直腸はからっぽである。

〈なぜ朝食後に出やすいのか〉

大蠕動は一日に一～二回程度、食べものが胃に入ると起きる。とくに朝ごはんのあとに強い波が起きる場合が多い。そのため、朝ごはんをしっかり食べれば、朝食後にうんちが出る可能性が高い。ただし、体調や個人差等もあるため、必ず朝にうんちをしなければならないということではない。

食べたものがうんちとして排便されるまでの時間は、約二四～七二時間。排便は毎

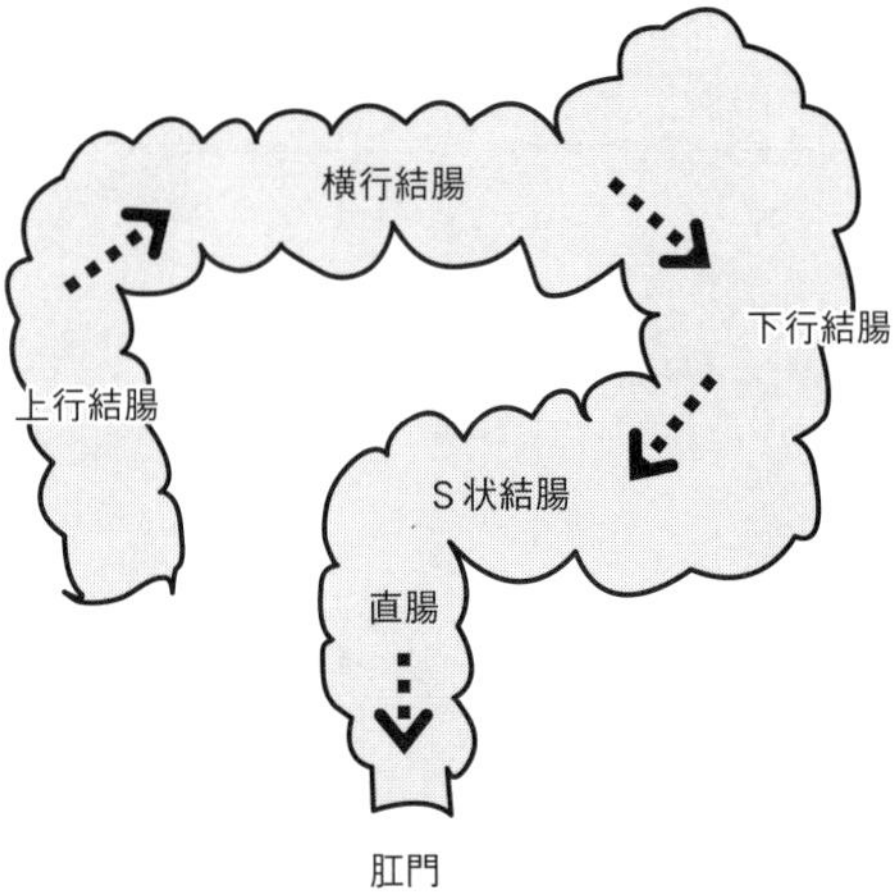

図3－3　大腸のなかの便の流れ

日あるのが望ましいが、S状結腸には一～三日分ぐらいのうんちが溜まるので、三日に一～二回程度の頻度でも、定期的にすっきり出るのであれば問題ないと言われている。逆に毎日出たとしても、痛みや出血がある、うんちの量が少量、すっきり感がない、といった場合は注意が必要だ。

便秘の多くは、習慣性といわれるもので、なかなか原因が特定できない。うんちがたまり始めるきっかけもわからない場合が多く、いつのまにか進行し、排便時の痛みやトイレに対するマイナスイメージなどにより我慢してしまうことで便秘になる場合もある。突然、便秘になるのではなく、便秘気味だったのが少しずつ悪化し、限界まで来て症状が出るケースが多く、乳幼児期から徐々に便秘が悪化していく場合もある。

うんち教室では、元気いっぱいのキラキラうんちをするには、「朝起きたらコップ一杯の水を飲むこと」「ごはんを好き嫌いなくよく噛んで食べること」「外で元気よく遊ぶこと」の三つを伝えている。もちろん、うんちをしたくなったら我慢しないことが大切である。

さいたま市立病院の中野美和子医師が示す「よい排便習慣をつくるには」を表3－3に示す。

キラキラうんちで子どもの意識が変わる

うんち教室は、二〇〇七年から二〇一〇年までに二二校で合計二〇四八人の児童に実施した。また、二〇〇九年には、うんち教室指導マニュアルを作成し、主に小学校の養護教諭を対象としたうんち教室研修会を開催した。先生方にうんち教室の実施方法を習得していただき、自身の学校でうんち教室を実施してもらった。先生によるうんち教室は、四一校で行われ、計五〇四三人の児童が授業を受けることができた。先生と連携してうんち教室を広げていけることは、大きな成果である。

表3－3　よい排便習慣をつくるには

早寝早起き
よく食べる
朝食を抜かない
偏りのない食事
水分摂取もじゅうぶんに
身体を使ってよく遊ぶ（適度な全身運動）
ゆったりした生活
明るく楽しいトイレ環境
便意が出たら，我慢せずにすぐにトイレに行く
食後にトイレに行って，排便を試みる（長くはがんばらないこと）

〈うんち教室の効果のほどは？〉

ここでは、うんち教室による効果として、児童の反応、先生・保護者の意見を紹介する。二〇〇九年は、うんち教室の実施前と実施後（一カ月）に児童に対して、同じ設問のアンケートを行った（実施前四五五名、実施後四三七名）。その結果、「Q．自分のうんちの色や形をチェックしていますか」という問いに対して、「毎回している」が二二・九％増加し、「たまにチェックしている」一・一％、「チェックしない」は一一・九％減少した。また、「Q．野菜は好きですか」の問いに対して、「好き」が六・八％増加し、「ふつう」四・九％、「きらい」は二％減少した（図3－4）。

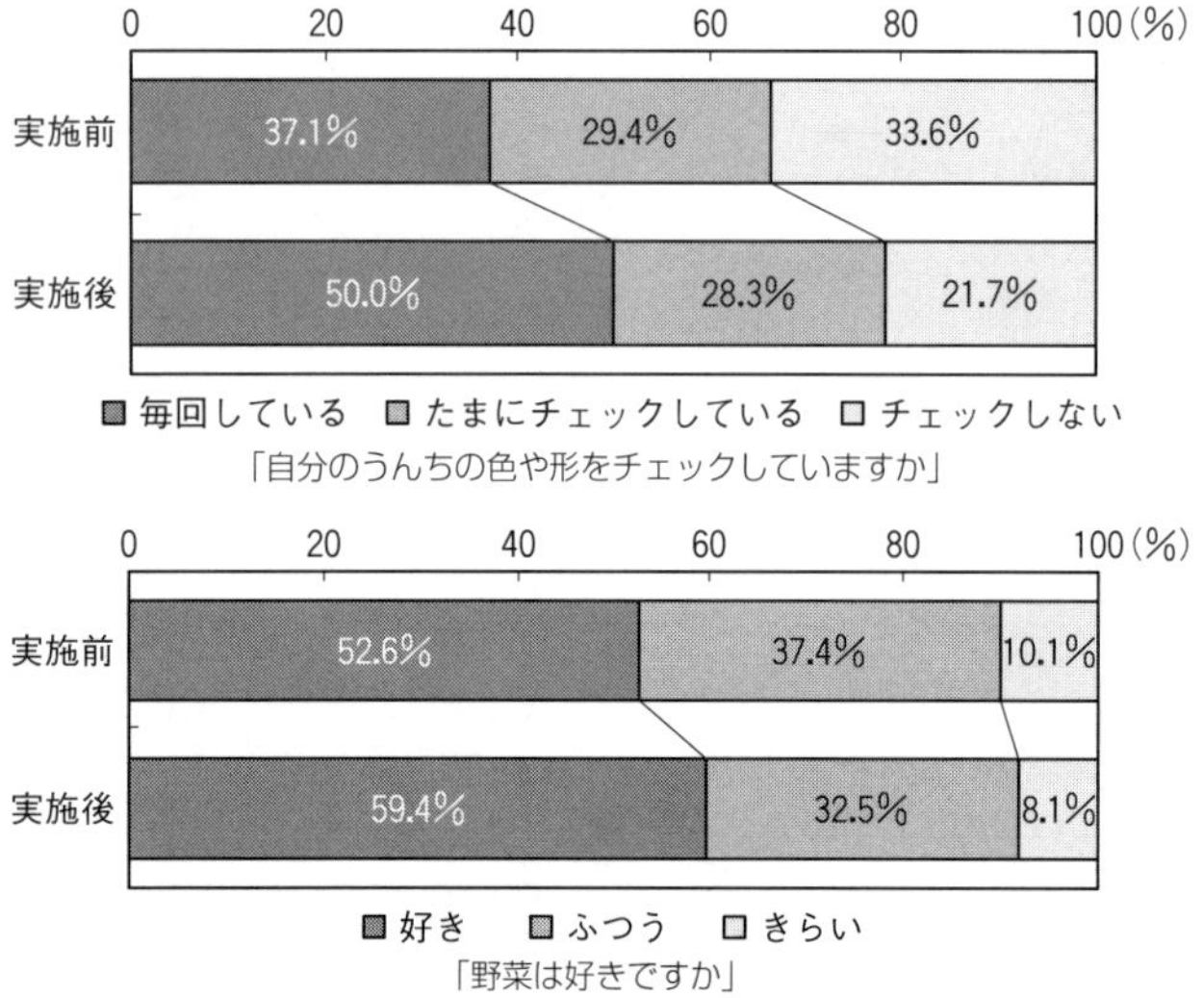

図3－4　うんち教室後の子どもの変化

子どもたちは、うんち日記を記入する際に、「キラキラうんち」に○印をつけたいがために、お菓子を減らし、野菜を食べ始めるのだ。私たち大人だって、欲や雰囲気、本能にもとづいて食べたりすることも多々あると思う。そういった意味では、子どもたちは、キラキラうんちをしたい、そのほうが気持ちいいということを感覚的に理解し、野菜を食べるようになるのだと思う。

うんち教室は、保護者が参加する場合もあるが、ほとんどは児童のみである。そのため、保護者の方々には児童を通じてアンケートをお願いしている。実施校の先生と保護者からいただいたメッセージの一部（表3－4）を紹介する。

3　学校のトイレ改善大作戦！

前述のとおり、学校のトイレは築数十年のものが多く、「くさい」「汚い」「暗い」などの悩みを

表3－4　うんち教室後の先生・保護者からのメッセージ

先生	保護者
■うんちやトイレに対するイメージの変化 ・「うんちは恥ずかしいもの」というイメージがあり，言葉にするのも嫌がる子もいたが，“うんち王子”“うんち日記”“うんちえんぴつ”などに触れ，嫌なイメージがなくなってきた。 ■学校でトイレに行きやすい雰囲気になった ・トイレに行くとき，恥ずかしそうだった子も，私に一言伝えてから行くようになりました。また，学校で大便をする子も増えたような気がします。 ・うんちをすること，とくにキラキラうんちが出ることはよいことと思っているようです。 ■排泄と健康の関係への理解 ・次の日からうんち日記の様子を伝えたり，給食では野菜をがんばって食べるなど，自分なりに健康に意識をもつようになったと思う。 ・自分のうんちについて健康をはかるバロメーターという考えをもつ子が増えた。 ■マナーの改善 ・トイレをきれいに使おうと心がけているようです。汚れてしまったということが少なくなりました。 ・トイレットペーパーの芯を捨てるようになったり（付け替えたり），紙を長く伸ばしたままで外に出てくることが少なくなりました。	■うんちに対する意識の改善 ・うんちをするのが恥ずかしいらしく，家以外などでうんちができません。でも，うんち教室後は「うんちって大切なんだよ」と言って，汚いものという意識が薄れました。 ・「先生も友だちもうんちをしている」と，うんちをする抵抗がなくなったようです。 ・うんち日記を書きたいからとトイレへ楽しそうに行っていました。 ■食生活，生活習慣の改善 ・キラキラうんちをするために，嫌いだった野菜を食べ始めました。 ・大人は忙しさについつい手軽な食事に走りがちですが……きちんとした食事を子ども自ら摂りたいと言っていたことに驚きました。 ・お菓子ばかり食べるとうんちがかたくなってしまうと言って，今日からお菓子をたくさん食べないようにする!!と言っていました。いつもお菓子ばかり食べる子なのでうれしい言葉でした。 ・家でも日記を見ながら「お母さんの便秘はこうすると治るんだよ」と教えてくれました。自分のうんちを見て，自分でそのときの体調を見るようになりました。 ・カチカチうんちのあとには，朝コップ一杯の水を飲んでいたことに驚きました。 ・日記をつけるようになってから，自分のうんちをよく見るようになり，少しかたいと「野菜たべなくちゃ……」，やわらかいと「昨日ジュース飲みすぎた……」とかいろいろ気にするようになりました。

抱え、その多くは掃除だけでは解決できない問題となっている。そこで、日本トイレ研究所と小林製薬は、二〇一〇年に「小学校のトイレぴかぴか計画」を実施した。本計画は、子どもにトイレを大切に使うことの意味を伝えると同時に、トイレを明るく安心して行ける場所に変えることを目的としている。意識の改善とトイレ空間の改善を同時に行うことで、健康的な排泄習慣づくりと快適な排泄環境づくりを目指したいと考えている。

トイレ改修工事

本計画で実施する内容は二つである。一つは、トイレを簡易改修することで臭気とイメージを改善し、洋式トイレを増やすことである。もう一つは、子どもたちに、トイレルールやマナーを身につけるためのワークショップを行うことである。

この簡易改修の特徴は工期が短いことと、トイレを全改修した場合に比べてコストをかなり抑えられることがあげられる。また、タイル床の上からモルタルを敷いて長尺シートを貼り、既存のパーティション（仕切り）や壁は必要に応じて特殊フィルムを貼ったり、ペンキを塗ったりすることで、廃材や騒音をほとんど出さずに改修できる点も特徴である。

この工法により、全面的な改修が予算や工期などの都合で難しい場合でも、臭気対策を徹底し、トイレを明るい空間に変えることができる。床だけの改修や便器の洋式化など、学校のトイレニーズにあわせて臨機応変に対応することも可能である。洋式化する際に、トイレの個室が狭い場合は、二つの個室を一つに改造したり、部分的に材料を足して拡張したりすることで対応した。さらに、床の段差解消も積極的に

写真３－２　足型やメッセージ
シールをつけたトイレ

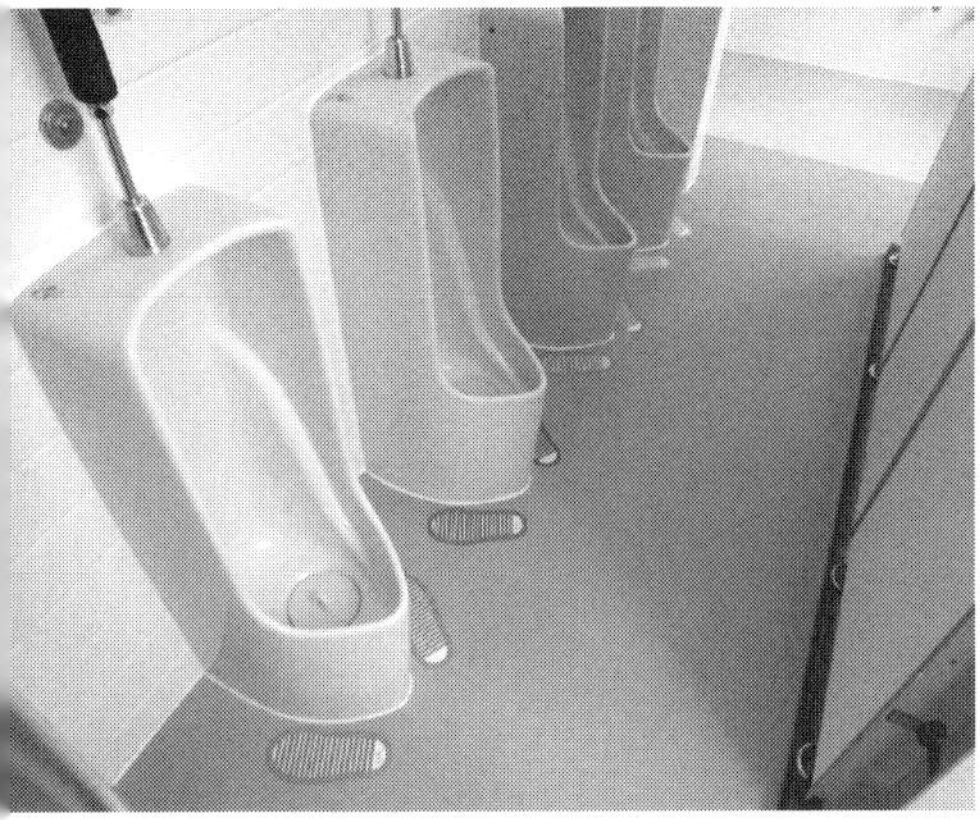

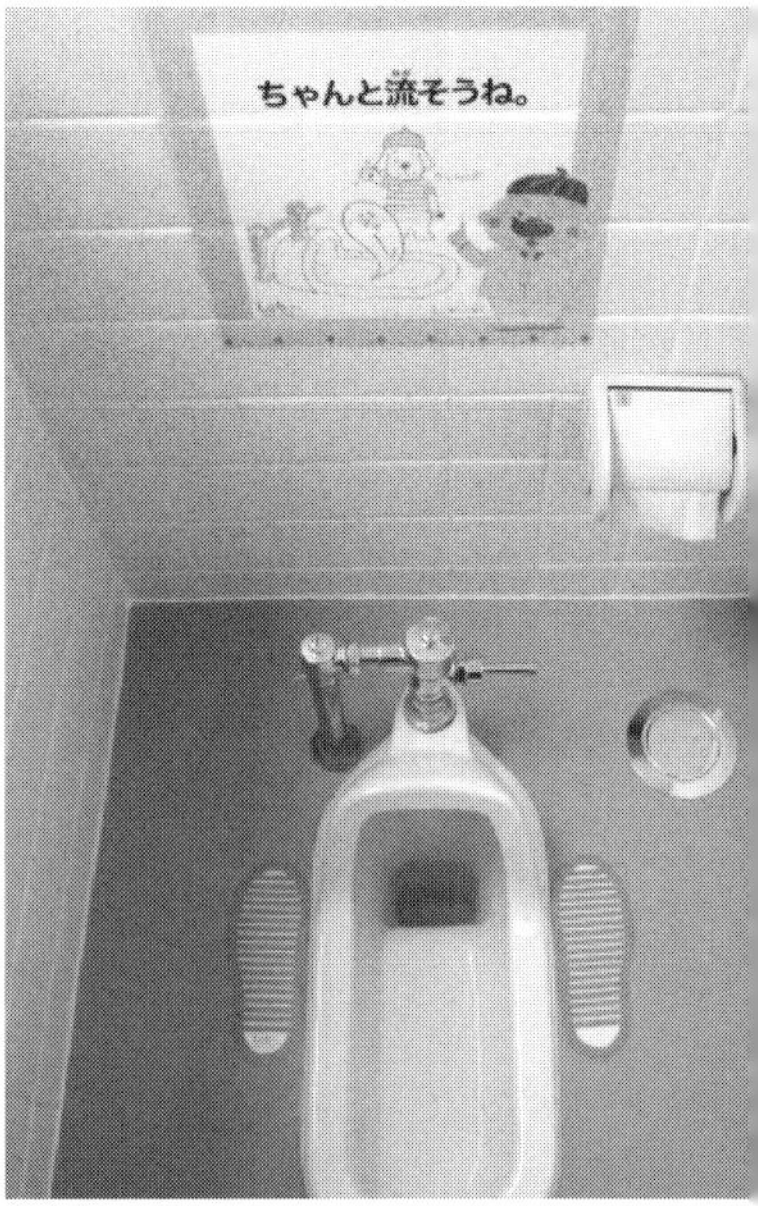

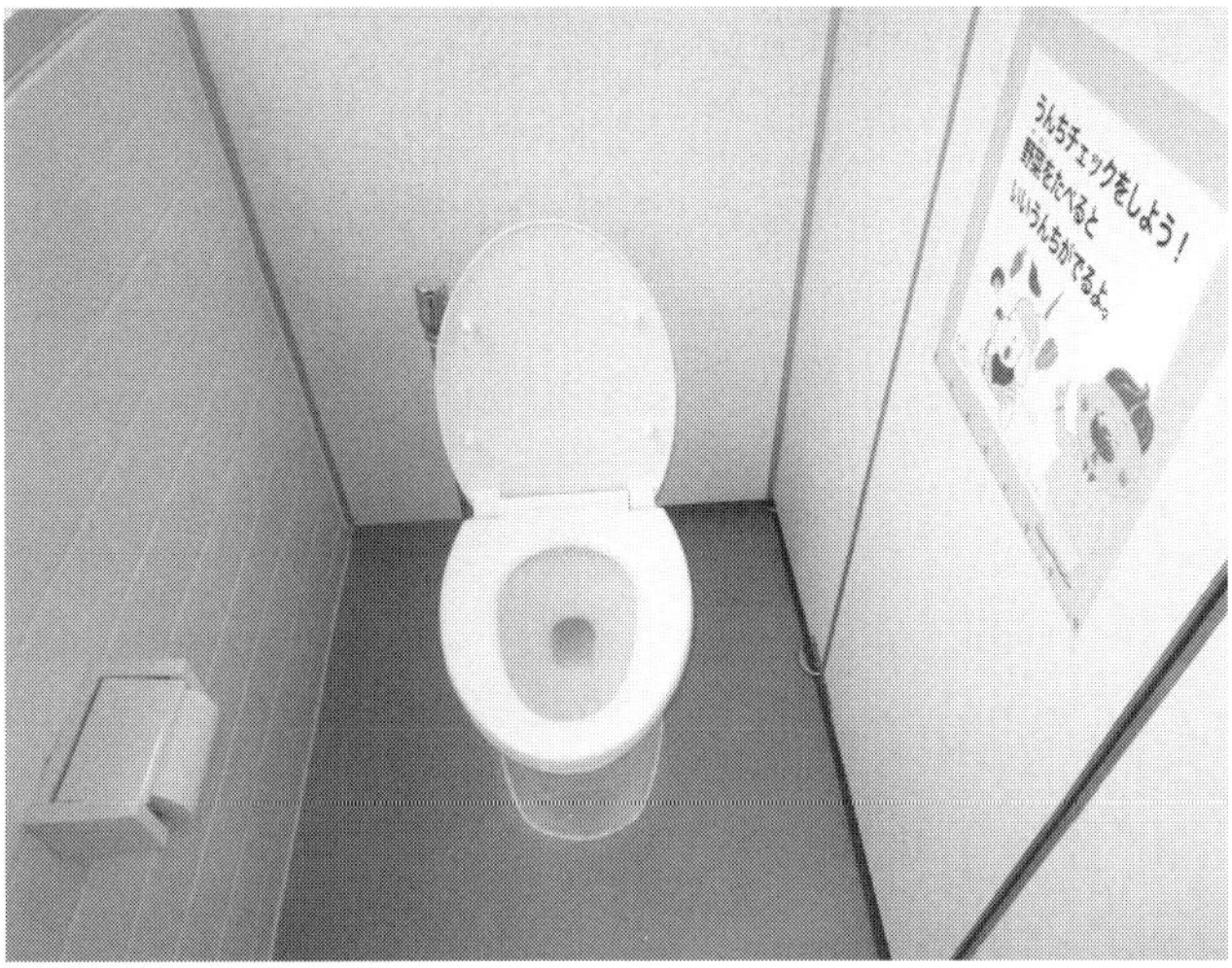

実施した。

仕上げに、和式便器と男子小便器にカラフルな色の足型シールを貼る。そうすることで、トイレの上手な使い方を楽しく実践することができる（写真3－2）。各ブースに貼られたイラスト入りのメッセージシールには、うんちチェックや使用マナーに関することが描いてあるため、意識の変化や行動の変化を促すことにつながる。

明るくてきれいなトイレ

本計画を本格的に実施する前年の二〇〇九年五月、私たちは神奈川県川崎市立旭町小学校でモデル的にトイレの改善に取り組んだ（洋式化は除く）。二年生四三名、四年生四八名を対象に、トイレワークショップを実施し、その週末の二日間で工事を行った。

改修工事の翌日の朝、トイレが変わっていることに気づいた児童は「きれいになった！」「新品になったみたい！」と歓声をあげた。カラフルな足型とマナーメッセージのある男子小便器がとてもかわいいので、これを使いたいという女子もいた。トイレが明るくきれいになったことで、子どもたちのトイレに対する好感度は確実に高まったと思う。


〈子どもたちの反応〉

児童の意識の変化を把握するため、改修の実施前と実施後に同じ質問内容でアンケートを実施した。「今、使っている二階のトイレをどう思いますか」という質問に対して、「いいと思う」が四八・六ポイント上がり六〇％を超え、「いやだと思う」はわずか四・八％になった（図３－５）。ここでいう「二階のトイレ」とは、今回改修したトイレのことを指す。

また、「二階のトイレのいいところを書いてください」という質問に対して、実施前には、「おしっこができるから」「電気がついている」「きれいにしてくれる人がいて助かる」など、トイレそのものの機能や管理に関する意見が多く見られたが、実施後には、「清潔」「デザイン」「無臭」に意見が集中した（図３－６）。さらに、児童が自主的に提出してくれた感想文からは、子どもたちの喜びが伝わってくる。以下にその一部を紹介する。

「いつもトイレが汚くてガマンしていたのですが、トイレがきれいになってガマンしないで行けてとてもうれしいです」

「今のトイレはすごくきれいなので、汚さないようにしたいです」

「和式に足型があると、トイレをしやすいです」

「前のトイレはくさかったけど、きれいにしてくれてよかったです」

「トイレがお花柄になって、ますますトイレに行

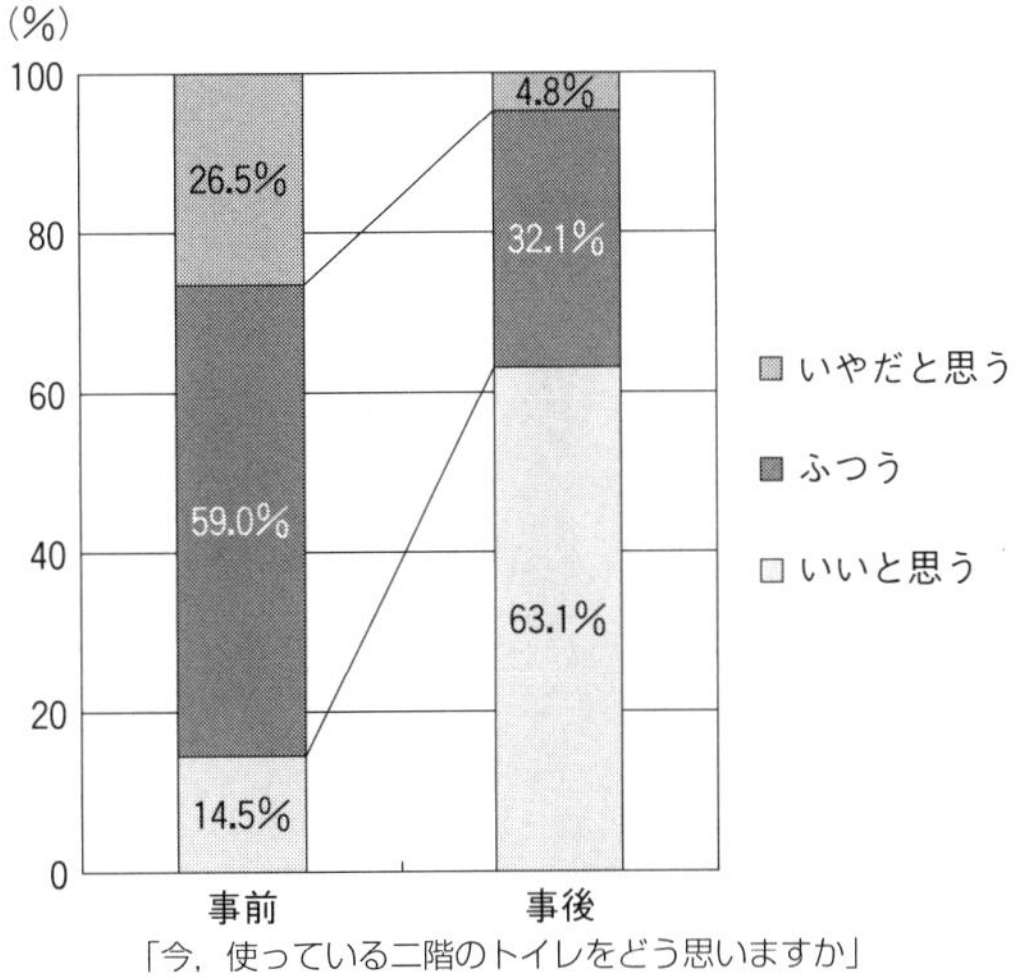

図３－５　トイレ改修後のアンケート結果（その１）

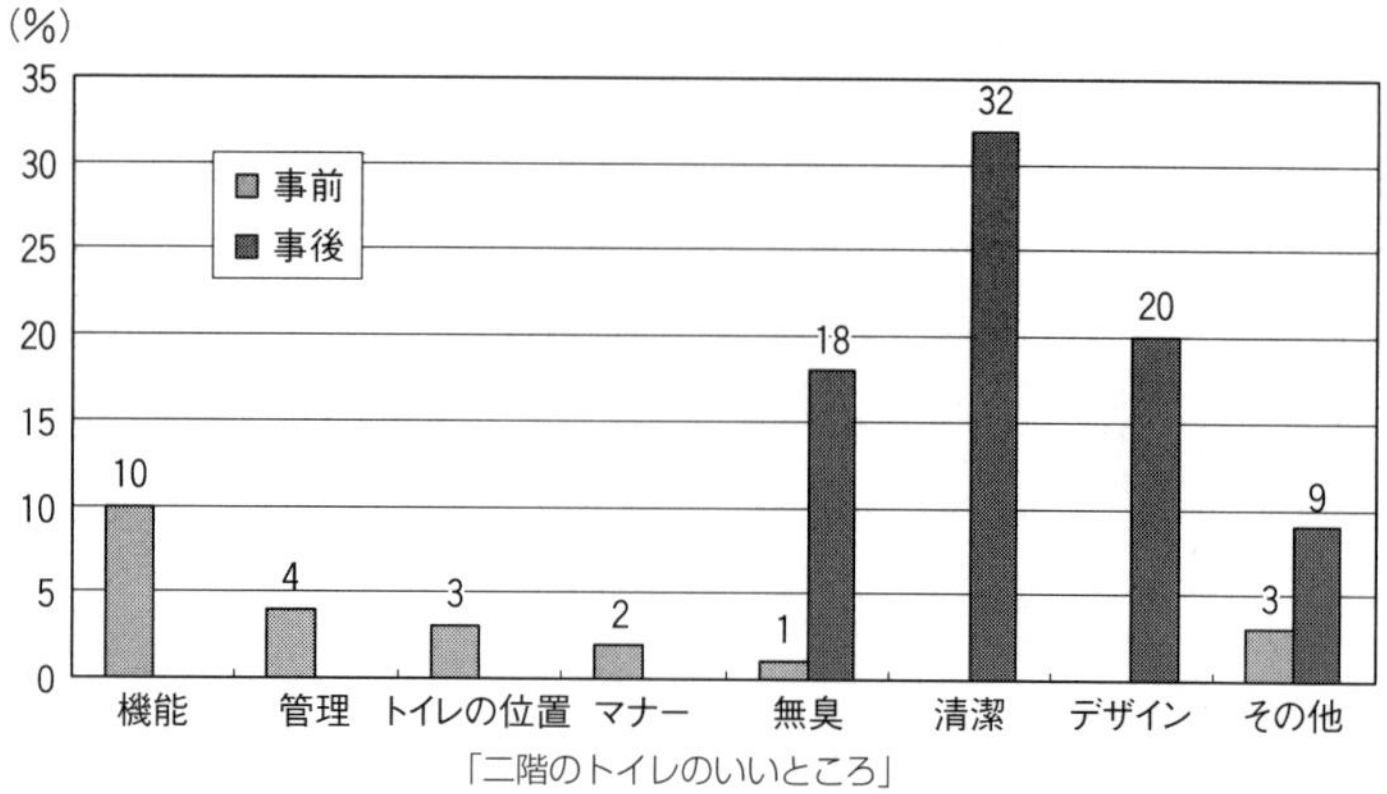

図3－6　トイレ改修後のアンケート結果（その２）

きたくなりました」

担任の先生に児童の変化について聞いてみると、子どもたちがトイレ環境の改善を喜び、マナーや生活習慣の改善といった成果につながっていることがわかった。具体的には、トイレに対する嫌悪感が減り、食や排泄などを気にする児童が増え、トイレットペーパーが散乱することがなくなるなどの効果が確認できた。

子どもたちは、清潔で明るいトイレを強く望んでいることがわかる。古くてくさいトイレは、子どもたちの公共トイレイメージを悪いものにし、それが原因となり、排泄を我慢するなど、子どもの健康に悪影響を及ぼしているとも考えられる。学校は学習の場であると同時に生活の場でもある。健康的な排泄習慣を身につけるには、明るく快適なトイレ空間が必要である。

この成果を踏まえ、二〇一〇年に「小学校のトイレぴかぴか計画」は教育委員会等の協力を得て、北は岩手県、南は鹿児島県まで全国一二の小学校で実施し、たくさんの子どもたちに笑顔をプレゼントすることができた。

4　快としての排泄感覚をとりもどす

トイレ・排泄教育の可能性

東京学芸大学名誉教授の小澤紀美子先生は、子どもたちが一日の大半を過ごす学校建築は、子どもの固有の空間要求を満たす必要があり、子どもの目線と子どもの感性で捉えていく発想が求められているとし、そうした学校空間の中でもっとも大事な空間がトイレ空間だと指摘している。また、生活環境の延長でうんちができ、生きていくために、命をつないでいくために、口から食べものをとることと、食べて出すことがいかに重要かを小学校三年生くらいまでに学習しておくことが必要と提案している。

〈「トイレ・排泄」から始まる多様な教育プログラム〉

小学校の教科を考えた場合、トイレ・排泄教育は、生活科、道徳、体育、特別活動、総合的な学習の時間など、さまざまな教科との連携も可能であるため、各分野・教科を立体的につなぐ要的なコンテンツになり得るのだと思う。さらに、し尿資源化、堆肥化、水と衛生、災害時のトイレ対策、介護・福祉と排泄ケア、宇宙ステーションでのトイレ・し尿処理技術など、小学校高学年から中学校等、年代にあわせたトイレ・排泄教育プログラムを作成することが可能である。

たとえば、国際的な視点でみれば、トイレや排泄を学ぶことは、そこでの暮らしや社会状況、宗教、文化等を知ることであり、自らの生活と比較することで、自分の置かれている状況を客観視し、見直すこともできる。排泄様式一つをとっても多様である。小便をする場合、立ってする方法と座ってする方法がある。その際に男性であれば自分の泌尿器にさわってするやり方もあれば、そうでないやり方もある。もちろん女性の場合も、立ち小便する方法としゃがんでする方法がある。これらは、当然ながら遺伝的なものではなく、現地の文化によるものだと考えられる。

また、トイレ・排泄という切り口で社会を見ることで、いま、解決すべき社会的な課題を浮き彫りにすることができる。その課題に対してより多くの人がかかわれることもトイレ・排泄ならではの特徴であろう。トイレは、国、文化、年代、性別を越えて議論できるテーマである。トイレ・排泄をタブー視することは、いまとなっては古い考え方だと思う。

私たちは、トイレ・排泄に対して積極的に向き合い、現状の問題を正確にとらえ、本質的なところから改善に取り組むことが求められる。そういった意味からも、トイレ・排泄教育が担う役割は大きいと考える。

うんちっち！のうた＆うんちっち体操

「子どもの健康はうんちから。」をコンセプトに「うんちっち！のうた（CD）」を制作した（図3－7）。これまで子どもたちに伝えてきた内容を歌詞に盛り込み、聴くだけでトイレやうんちの大切さが伝わるように心がけた。

マリンバ奏者の三村奈々恵さんが作曲し、ピアニストの森村献さんが編曲した。ブックレットには、いいうんちをするための方法や、振り付けイラストなど、うんちを好きになる要素が満載である。うたは、日本語と英語バージョンがあり、日本だけでなく世界中の子どもたちが楽しく歌って踊れる。

〈すっきりうんちの出る運動〉

すっきりとうんちをするためには、雑巾がけ、しゃがみ歩きが有効といわれ、階段の二段昇り、トランポリンなどのジャンプする動きもよいとされている。そこで、さいたま市立病院の中野美和子医師のアドバイスを受け、うんちっち体操には、しゃがむ、ひねる、ジャンプする動きを取り入れ、腸管運動を促し、腹横筋を強化することも期待している。

さらに、同氏によると、もっとも簡単なのは腹式の深呼吸をすることで、運動はリラックスでの副交感神経を介する効果が主と考えた方がよく、あまり無理をしない運動、爽快感の得られるものがよいとのことだ。うんちっち体操の前後に深呼吸を取り入れ、みんなで楽しくリラックスしながら踊っていきたい。

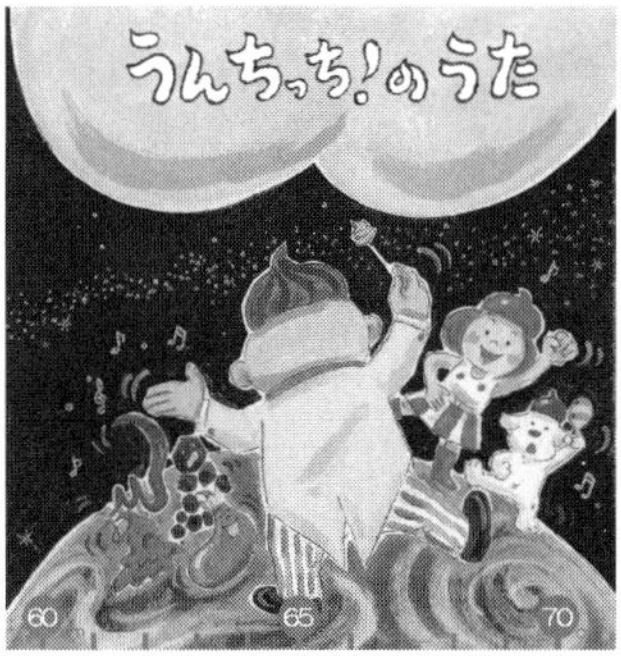

図 3－7　CD ジャケット

排泄と快

〈子どもはなぜうんちが好きか〉

子どもたちは、うんちという言葉が大好きだ。フロイトの言葉に「乳児は、糞便を『贈り物』であり『お金』であると評価しています」という内容がある。また、『ウンコに学べ！』では、「フロイトの精神分析によれば、子どもがウンコが好きなのは、子どもには自分の身体の境界線がはっきりしていないので、ウンコが自分なのか自分でないのか曖昧で多義的な存在に映るからである」としている。

フロイトが肛門期と名づけた二～四歳ごろ（年齢区分については諸説あり）は、身体機能が発達し、自分の身体からうんちが排泄される肛門に注目し、排泄による快感を認識するようである。排泄を我慢することからくる充足感と、排泄によって得られる緊張からの解放感、それを自己制御することで快感をもたらすとされている。また、排泄したうんちを、愛情をもって処理してくれる保護者の存在を理解し、やりとりを繰り返すことで信頼関係が構築されていくため、うんちを出すことが子どもにとっての喜びになる。

このとき、保護者は子どもに社会性を身につけさせるために、排泄するうえでの躾をする。その場合、「上手にできたね」「いいうんちが出たね」「すっきりして気持ちいいね」など、親子で排泄の状態を共有し、子どもをほめてあげることが大切である。大人と同じように完璧を求めたり、焦らせたり、必要以上に厳しく叱ったりすることは逆効果で、トイレや排泄に対する恐怖心を生むことすらある。子どもは排泄に対して恐怖心を抱くと、うんちを我慢してしまい便秘がちになり、次の排泄のときには痛みを感じることも考えられる。そうするとこの恐怖心はいっそう強いものになり、便秘症の悪循環に陥ることが危惧される。

〈恥の文化を乗り越えて〉

『ウンコに学べ！』によれば、「人間の自立とは、ウンコをしないようになることではない。一人でウンコができるようになることである。だがそれは、自分ひとりで達成されるものではない。それゆえ、皆でウンコができるようになることこそが、本当の自立である」としている。

少し前に、小学校でトイレの個室化が話題になった。これは、とくに男子トイレに関することで、小便器をなくし、すべてを個室にすることを指す。すべてが個室であれば、大便をしているのか、小便をしているのかわかりにくくなるため、安心してトイレに行けるのではないか、という考え方だ。

しかし、これは本質的な解決にはなっていない。簡単ではないが、「うんちをすることは恥ずかしくないぜ！」「いいうんちをすることはカッコイイ！」という意識を共有化したい。

司馬遼太郎氏は、著書『アメリカ素描』において、「文化はむしろ不合理なものであり、特定の集団（たとえば民族）においてのみ通用する特殊なもので、他に及ぼしがたい。つまりは普遍的でない。」と指摘している。また、スチュアート・ヘンリ氏は、「はじらい、羞恥心、はずかしさという感情は民族や文化、または時代によって異なるものだ。こうした感情は文明化や文化の向上にしたがって生じるものではない」と述べている。

私たちは、排泄の快をとりもどすために、新たな文化を創出していくことが必要である。

おわりに――うんちを作り、育て、出す力

私たちは、もっとも身近な自然が身体であるにもかかわらず、自分の身体を自然と切り離し、身体を機械のようにコントロールしようとしているように感じる。たとえば、短期間でのダイエットや治療なども

含め、身体に急激な変化を求める。また、身体の能力や機能を無視し、リセットできるかのように取り扱っている。

では、どのようにしてヒト本来の排泄感覚を取り戻せばよいのだろうか？

ここ数十年で、食生活もライフスタイルも大きく変わって来ている。食は肉食中心となり、交通手段の発達で日々の運動量は減っている。また、夜型の社会により、睡眠がないがしろにされている。農林水産省調査では、一九六〇年代の一人あたりの肉消費量は年間約三キログラムであったが、二〇〇七年には四三キログラムにまで増えている。わずか五〇年足らずで、一五倍近くになっているのだ。さらに、厚生労働省「人口動態統計」によると主な部位別がん死亡率の推移では、二〇〇五年、女性では大腸ガンが一位になった。大腸ガンの原因が肉食や排便習慣にあると特定されているわけではないが、大いに影響していると思う。腸の病気は今後も増えていくと考えられるため、排泄のあり方は、ますます重要になる。

理化学研究所の辨野義己《べんのよしみ》氏は、このような状況を危惧し、三つのうんち力を提唱している。うんちを「作る」「育てる」「出す」という力である。うんちを作るには、よい素材が必要で、うんちのもとになる食物繊維をたくさんとれるメニューをすすめている。次に、うんちを育てるとは、おなかの中を元気にすること、つまりよいうんちを育てるための腸内環境を作ることである。善玉菌を増やし、悪玉菌が増えないようにすることが大切である。もちろん、いい睡眠は欠かせない。最後は、うんちを出す力である。便意をもよおし、腸の蠕動《ぜんどう》運動がおきているときに腸のまわりの筋肉（腸腰筋・大腰筋など）や腹筋の力がないとすっきり出すことはできない。うんちっち体操はもちろんのこと、ウォーキングや腹筋運動なども効果的だろう。

親子一緒に、楽しくトイレ掃除をして、キラキラうんち作りに取り組むというのもよい。こういうことを本気でやってみることが大事だと思う。私が小学校でうんち王子に扮する際にもっとも気をつけていることは、子どもたちに本気で挑むことである。しかも、誰よりもうんちのことが好きなうんち王子になりきることが重要だ。なぜなら、子どもは大人の本気度をすぐに見抜いてしまうからだ。

毎朝、「うんち出たよー！」という子どもの声を聞いて、親子でうんちチェックをするなんて、とても幸せな時間ではないだろうか。うんちが出たことを喜び、思いっきりほめてあげることが大切である。勉強ができることや運動ができることと同じように、キラキラうんちをすることも重要だと思う。寝て食べて動いた結果としてうんちが出るのだから、キラキラうんちも簡単ではない。もし、うんちの状態が悪いときは、その理由を子どもに考えさせることが効果的である。決して責めたりしてはいけない。東京ベイ・浦安市川医療センター管理者の神山潤医師は、「あれしなきゃダメ」「これしなきゃダメ」「正しい排便方法」というように規則化する正解主義の危険性を指摘している。

キラキラうんちをすること、それは自分の身体の調子がよく、快を感じている状態だし、次の行動に移る万全の状態を意味するのだと思う。そのときのうんちの状態や身体の感覚を大切に憶えておきたいものである。仕事、勉強、スポーツ、遊び、恋、勝負、旅行など、いずれも自分にとってのベストコンディションで挑みたい。そのために、まず、朝のキラキラうんちをめざしてほしい。

◆参考・引用文献

有田正光・石村多門『ウンコに学べ！』ちくま新書　二〇〇一年

国連開発計画編『水危機神話を越えて』（人間開発報告書２００６）古今書院　二〇〇七年
坂本菜子・清水久男監修、柴田智子文『世界が見えてくる身近なもののはじまり　第2巻トイレットペーパー』ＰＨＰ研究所　二〇〇〇年
司馬遼太郎『アメリカ素描』新潮文庫　一九八九年
スチュアート・ヘンリ『はばかりながら「トイレと文化」考』文春文庫　一九九三年
谷直樹・遠州敦子『便所のはなし』鹿島出版会　一九八六年
日本トイレ協会編『世界の公共トイレ事情』地域交流出版　一九八九年
日本トイレ研究所「うんち日記」
日本トイレ研究所「うんち教室研修会テキスト」
辨野義己『健腸生活のススメ』（日経プレミアシリーズ）日本経済新聞出版社　二〇〇八年
辨野義己『見た目の若さは、腸年齢で決まる』（ＰＨＰサイエンス・ワールド新書）ＰＨＰ研究所　二〇〇〇年
前田耕太郎編集『徹底ガイド排便ケアＱ＆Ａ』（ナーシングケアＱ＆Ａ　No.14）総合医学社　二〇〇六年
山本文彦・貝沼関志編著『うんちとおしっこの100不思議』東京書籍　二〇〇一年

第4の快　運動・遊びからみた子どもたち

中村和彦

1　子どものからだの危機

文部科学省では一九六四年から六歳以上を対象にした「体力・運動能力調査」を全国的に実施している。国民の体力や運動能力の経年変化を半世紀近くにわたって追い続けた調査は他に例がなく、世界的に注目されるデータとなっている。

この調査結果によると、走る・跳ぶ・投げるといった子どもたちの基礎的な体力や運動能力は一九八〇年代半ばをピークに著しく低下し、一九九〇年代半ば以降も低迷したままの状態が続いている。たとえば、一一歳の児童の場合、六〇点を超えていた運動能力テストの合計点が一〇年余りの間に五〇点近くまで下がってしまっている。

また、転んでも手がつけないことから顔面や手首にケガをしてしまう子どもの増加が報告されている。

さらに、高血圧や糖尿病などの生活習慣病になる子ども、アレルギーや体温異常の子どもも多く現れるようになった。

子どもの体力低下が始まったのは一九八〇年代半ばだが、その原因となる問題がこのころに急に出てきたとは考えにくい。おそらく、それより一〇年ほど前の七〇年代半ばから子どもの生活に大きな変化が生じ、それによって体力・運動能力の低下が引き起こされたと考えられる。体力・運動能力だけではなく、コミュニケーション能力や総合的にものを考える学力など、子どもたちのさまざまな能力がやはり七〇年代半ばからの生活の変化を受けて、八〇年代以降、低下傾向を示してきたのではないか。

子どもの体力低下には、ふたつの特徴がある。ひとつは、低年齢化である。すでに小学校に上がる前の段階から体力・運動能力の差が認められ、体力・運動能力の低い子どもたちが出てきている。乳幼児期の子どもの生活体験や遊びの不足が、このような傾向をもたらしているものと考えられる。

もうひとつの特徴は、二極化である。よく運動をして体力や運動能力が非常に高い子どもと、あまり運動をせずに体力や運動能力が非常に低い子どもに分かれてきている。そして、運動をしない子どもが増えつつあるのが最近の傾向となっている。

こうした子どもの体力低下はなぜ引き起こされてきたのか。結論からいうと、学校から帰ったあとの子どもの生活、あるいは幼稚園・保育所から帰ったあとの生活が変わったためと思われる。からだを動かさなくなり、仲間たちとかかわらなくなり、睡眠・食事・排泄などの生活習慣も変わってきたために、体力・運動能力の低下が引き起こされてきたのではないか、と筆者は考えている。

その背景には、現代の便利な生活がある。便利な生活とは、インターネットショップのように、からだを動かさなくても物を手に入れることができる「効率化」、交通の発達や自家用車での移動などの「自動化」、そして携帯電話やメールといった「情報化」の三つにまとめることができる。このような便利な生活が、成長段階にある子どもの生活に乱れを生じさせ、身体活動を伴う運動や遊びを消失させ、食事や睡眠にまで影響を与えている。結果として、からだを使って仲間とかかわりながら遊びやスポーツをする機会が減り、体力・運動能力の低下につながっている。

子どもたちのライフスタイルが乱れ、子どもらしさが奪われていくなかで、子どものからだにさまざまな問題が生じてきているのである。

2　動かない子どもたち

歩数の大幅な減少

子どもの体力・運動能力の低下については、この一〇年以上にわたって体育やスポーツ、発育発達の専門家が調査研究してきたが、その結果、ふたつの事実が明らかになってきた。ひとつが運動量の減少であり、もうひとつが動作の未習得である。

このうちの運動量の減少を示す代表的なデータが、歩数の大幅な減少である。

日本の昔の子どもといまの子どもを比較してみると、一九七〇年代には、小学生は一日あたり平均で二万歩以上の歩数が確保できていた。この数字はただ歩いたのではなく、いろいろな動きをしながら遊ぶなかで歩いた歩数である。ところが、いまの小学生は一日の歩数が平均で一万歩から一万三千歩程度にとどまっている。もちろん、個人差があり、地域差もあるが、この三〇年ほどの間に子どもたちの歩数が半分近くまで激減してしまったことは確かな事実である。

また、日本のいまの子どもたちが、他の国の子どもたちと比べても動いていないという国際調査のデータがある。一回三〇分以上、心拍数が一二〇程度の非常に軽い運動を月曜日から金曜日までの間に二日以上やっている子どもの比率を比べたところ、アメリカやフランス、ドイツなどの先進諸国では六割から七割に上り、オーストラリアは八割と非常に高い比率だったのに対し、日本の子どもは極端に低く、全体の三割程度の子どもしか確保できていないという結果が出ている。

つまり、日本の子どもたちは昔の子どもと比べても歩数が激減しているだけでなく、先進諸国の子どもたちと比べても運動量が少ないことがわかっている。

このように運動量が減少した大きな原因のひとつが、外遊びの消失である。

遊びの「三間」の変化

遊びには、遊びを成立させるための条件がある。それが、時間と空間、それに仲間の三つで、いずれも間という字がついているため、「三つの間」あるいは「三間」（サンマ）と呼ばれている。

前述したように、一九七〇年代半ばから子どもの生活に変化が生じ、子どもたちが塾や習い事などで非常に忙しくなったために、遊ぶ時間が激減し、遊び仲間を確保することもできなくなった。また、遊び場所も開発や都市化によってなくなっていった。そうした遊びの成立条件が整わなくなった結果、子どもたちが外で元気にからだを動かして遊ぶことができなくなってしまったのである。

筆者はこの二〇年間にわたり、山梨県内三二の小学校の児童とその父母、祖父母まで含めた約二万人を対象に、遊びの調査を実施してきたが、二〇〇七年の調査結果によると、三〇歳代後半より上の世代の父母や、祖父母の世代は一日二時間以上の遊び時間を確保していたが、いまの小学生の遊び時間は一日四〇分程度にとどまっている。子どもの遊び時間が大幅に減ったことがわかる。

遊び場所でみると、いまの小学生で外遊びをする子どもは一割にすぎない。九割の子どもは遊ぶことは遊ぶが、その半数は自宅や友だちの家、児童館などの室内で遊んでいる。遊び空間も大きく変化してきたのである。

遊び仲間については、昔は遊びの種類によって人数が自由に変化していた。たとえば、三角ベースや草野球をやるときには一〇人前後の多数の子どもで遊び、縄跳びをしたり釣りをしたりするときには少人数で遊んでいた。ところが、いまの子どもたちは仲間が限られていて、少人数で遊んでいるケースが多い。また、異年齢つまり違った年齢の子どもたちが一緒に遊ぶ機会も減っている。

その結果、子どもの遊びは室内のゲームとかカード遊びとか、あるいは単にテレビやビデオを見るといったことに限定され、かくれんぼや鬼ごっこ、大縄跳びや缶けりなど、外でからだを使って群れて遊ぶような、いわゆる伝承的な遊びは消失しつつあると言ってよいだろう。

3 動けない子どもたち

子どもの動作研究

子どもの体力・運動能力が低下した直接的な要因の二つ目は、子どもたちが動きを習得できなくなってきたことだ。言い換えれば、いまの子どもたちは、基本的な動きが未発達の段階にとどまっているのである。

運動というのは、そもそも結果で見るのが常道であった。たとえば、文部科学省が実施してきた体力・運動能力調査にしても、五〇メートルを何秒で走ったか、ソフトボールを何メートル投げたか、立ち幅跳びで何センチ跳んだか、握力計を握って何キロだったかなど、結果としての数字で運動能力を見ている。結果で見るのは、幼児を対象にした運動能力テストでも変わらないが、そうではなく、その結果を生み出した動きそのもの、つまり動作様式によって動きを見ていくことも非常に重要な視点である。

子どもがどのように動きを習得していくのか、つまり動作様式がどのように発達していくかという研究は、日本では筑波大学の宮丸凱史名誉教授を中心に一九七〇年代から行われてきた。

筆者もこの研究を継承している研究者のひとりだが、最近は走る・跳ぶ・投げるといった七つの基本動作をそれぞれ五つの発達段階で見ることを主たるテーマに設定して研究している。七つの基本動作とは、①走る・跳ぶといったからだの移動を伴う移動系の動作、②投げる・ボールをつく・ボールを取るといった物を操作する操作系の動作、③でんぐり返し（前転）やバーの上を渡る平均台のようなバランスを取るバランス系の動作の三つの分類からピックアップして七つに絞ったものだ。

このような基本動作は、日ごろの身体活動の経験や学習を通して、二・三歳の幼児期の未熟な段階から一一・一二歳の少年期のころまでに、大人の動作に近いレベルに発達していくと考えられる。基本的な動作の習得には、さまざまな動作のレパートリーを増やすとともにバリエーションを拡大していく「動作の多様化」と、それぞれの動作様式（運動のしかた）を上手にし、より合理的かつ合目的的な動作に変容させていく「動作の洗練化」という二つの方向性がある。子どもたちはからだの発達に従って、ひとつの動きが上手になるとともに、さまざまな動きができるようになっていく。

筆者が最初にこの研究を手がけたのは一九八〇年で、ちょうど子どもたちの体力・運動能力が低下し始めたころだった。そこで、そのころの七つの動作の習得状況といまの子どもたちの習得状況を比較すると、いまの幼稚園・保育所の年長児（五歳児）が、一九八五年の年少児（三歳児）と同じ程度の動きしか習得できていない。また、いまの小学校三・四年生の子どもたちの習得状況が、一九八五年の年長児（五歳児）と同じ程度にしか達していないという結果が出ている。

いまの子どもたちは、動作の多様化と洗練化がいずれも未熟な段階にとどまってしまっているのである。

単一スポーツによる「二局化」

筆者はＮＨＫ教育テレビの「からだであそぼ」という番組を監修したことをきっかけに、人間の動きを三六の基本的な動作に整理して提唱してきた。そして、テレビ番組を通して、この三六の動作を使った遊びを視聴者に伝え、広めていく活動を展開してきたが、このように運動を動きから見る視点は、小学校の学習指導要領の改訂にも大きく反映されることになった。

いまの子どもたちの体力低下の特徴として、前述したように低年齢化と二極化が挙げられる。二極化は運動する子としない子で体力・運動能力に著しい格差が生じる現象だが、筆者はもうひとつの現象として「一局化」があると考えている。これは、よく運動する子どものなかでも、万遍なく動作を習得する子どもたちと習得できない子どもたちに分かれてくるということを意味する。

よく運動をする子どもだけをピックアップしてその特徴を調べてみると、ひとつのスポーツをやり続けているケースが多い。昔の日本の子どものように、子ども時代にさまざまな遊びやいろいろなスポーツを経験し、中学生や高校生になった段階で自分の得意な、あるいは自分がやりたいと思うスポーツを選ぶのではなくて、三歳ぐらいからサッカークラブに入ってサッカーだけしかしていないとか、少年野球チームに入って野球だけしかしていないとか、ひとつのスポーツをずっと続けているのである。昔も野球少年団があり、サッカークラブもあったが、そこに入っている子どもは他の遊びやスポーツをたくさんやっているのが普通だった。いまは、複数の運動遊びやスポーツをしている子どもが非常に少なくなり、スポーツが単一化してしまっている。

その結果、子どもたちはたとえ運動量が確保されていても、そのスポーツに含まれる動作しか習得することができなくなった。たとえば、野球であれば、投げるとか打つとかは習得できるが、ボールをつく、蹴る、泳ぐといった動きは習得できない。つまり、三六の基本的な動作をある程度、万遍なく経験するのではなくて、自分が得意とするスポーツや自分がやっているスポーツの動きしかできないことになる。

したがって、よく運動する子どものなかにも、動作が未発達な子どもたちが出てきていることがもうひとつの大きな問題になってくる。

スポーツより自由遊びを

そもそも、遊びによって培われたような子どもの運動発達をスポーツによって保障できるのだろうか。言い換えれば、スポーツによって運動発達を補うことができるのだろうか。この問いに対する筆者の答えは「ノー」である。

いまの日本の子どもスポーツの現状を見る限り、昔の日本の子どものように、あるいは諸外国の子どものように体力や運動能力を高めるだけでなく、コミュニケーション能力やさまざまな工夫、いわゆる認知的な能力を高めることはなかなか難しいと言わざるを得ない。

その大きな理由のひとつが、前述したスポーツの単一化である。日本人の特徴かもしれないが、子どものスポーツが単一化し、しかも競技スポーツ化している。諸外国では、子どもが楽しく運動することそのものに意味を見出しているが、日本の場合はなぜか競技会を開いて勝敗を決する、あるいは記録を出すことに意識が向いてしまっている。その結果、長い時間にわたって練習をしたり、練習試合を含めた試合数を増やしたりすることになって、子どもを束縛し、自由な時間をどんどん奪っていくことになる。

そういった競技会に向けた練習によって体力・運動能力が伸びるのであれば、それなりに納得できるかもしれないが、なかには「焼き切れ現象」が生じてスポーツ傷害を引き起こしてしまったり、あるいはレギュラーになれなくて心理的な損傷を起こしてしまったりして、スポーツ自体が嫌いになるケースも見られる。つまり、子どものころ、スポーツをやっている子どもたちが結果的にスポーツがうまくできないとか、スポーツ嫌いになるとかいった状況が起こってくると、政府が政策目標に掲げている生涯スポーツの推進にとってもマイナスになるのではないか、と筆者は危惧している。

このような問題は、幼児期の子どもたちにも当てはまる。幼児期の子どもたちも幼稚園・保育所から帰ったあとに単一のスポーツをやっているケースが多い。それだけでなく、幼稚園教育や保育所の保育も最近大きく様変わりし、昔のような自由遊びが少なくなる傾向にある。たとえば、スイミングスクールに行かせたり、サッカーの指導者が来園してサッカーを教えたり、あるいは体操の指導者が来てマット運動や鉄棒を教えたりして、子どもたちが園庭でさまざまな遊びを通していろいろな動きを身につけたり、運動能力を高めたりする状況ではなくなってきている。

こうした傾向は運動に限らず、音楽でもピアノの教師が来てピアノを弾きながら歌を歌ったり、英語でも英会話専門の講師が来て英語で話したりと、まったく同じことが行われている。つまり、指導者を招いて子どもたちに特定の技能を教えているわけだ。しかし、これは見方を変えれば、中学校高校の専科制に近いスタイルと言える。

小学校の教育というのは担任制が原則で、ひとりの教師が九教科全部を教えている。もちろん教師によって得手不得手があるが、いちばん大事なことは、ひとりの教師が朝から下校するときまで子どもたちの面倒を丸ごと見るということだ。そうすることで、子どもたちは好ましい発育発達を遂げていくのであって、そこに小学校教育の特徴もある。ところが、そうした丸ごと子どもたちを見るという肝心な部分が小学校はもとより、幼稚園の段階から崩れつつあり、小学校を跳び越して中学校高校の専科制のような形になってしまっているのである。しかも、指導にかかわる指導者がつねに幼稚園や保育所にいる人ではなく、いわゆる外部指導者ということになると、運動はもとより子どもの発達に適さないような幼稚園教育や保育が行われていると言わざるをえない。

諸外国の事例

子どもスポーツの指導と単一化、競技スポーツ化について、諸外国ではどうかというと、アメリカでは二〇〇九年の夏ごろから小学生以下のスポーツの全国大会やブロック大会を全面禁止する方向に動いている。そこで推奨されているのは、それぞれの地域のローカルルールや、子どもたち自身が工夫して作ったルールを採用することだ。昔の日本でいうと、三角ベースとか透明ランナーといった子ども自身が編み出したルールに近いもので、そういうルールを用いることによって楽しく、おもしろく運動することが企図されている。また、アメリカでは、小学生の子どもは三種目以上のスポーツをやることが推奨されている。つまり、野球だけでなく、たとえば野球とサッカーと水泳といった複数のスポーツを経験することが大事だと言われているわけだ。

イギリスには、日本のスポーツ少年団と似たUKスポーツという組織があってサッカークラブのようなものもあるが、サッカークラブといってもサッカーだけやるわけではなく、多種目の運動遊びやスポーツを実施している。また、勝つためのトレーニングや練習をするわけではなく、サッカーや野球や水泳などさまざまなスポーツや運動遊びを楽しむことを重視している。

ドイツには、スポーツユーゲントという組織がある。地域スポーツの土壌になっているとも言える伝統的な組織で、日本のスポーツ少年団はこのスポーツユーゲントを真似て作られたものだ。現在は、小学校や幼稚園・保育所と連携しながらさまざまな取り組みを展開している。この取り組みの特徴はスポーツ指導者ではなく、プレイリーダーと呼ばれる大人を入れている点だ。日本語だと「ガキ大将」という訳語が当てはまると思うが、プレイリーダーは子どもたちのなかに入って遊びを仕掛け、子ども同士で遊べるようになったら身を引くような遊びの仕掛け人の役割を担っている。ドイツではプレイリーダーを置くことで、子どもの発達状況に合った遊びや運動を採り入れようと試みている。

オーストラリアもドイツに非常に近い政策を取っているが、オーストラリアの場合はプレイリーダーではなく、プレイデリバラー＝遊びの配達人と呼ばれる大人を配置している。

プレイデリバラーは遊びを配達してくるだけで、最終的には子どもどうしで遊ぶことを目標にして、子どもたちの運動遊びやスポーツを全面的に保障している。また、オーストラリアの小学校や幼稚園では、週二日ぐらい校庭や園庭、体育館などの場を提供して、スポーツクラブに通えない低い階層の子どもたちを対象にした運動プログラムを実施している。プログラムは、伝承遊びをはじめ、多種目のスポーツ、ニュースポーツ、レクリエーションなどから選ばれ、さまざまな運動の機会や素材が子どもたちに提供されている。

日本の子どもスポーツに求められるもの

これまで見てきたように、過去の日本の子どもたちの遊びやスポーツの状況、あるいは諸外国の現状をふまえたとき、これからの日本の子どもスポーツに求められる在り方がいくつか考えられる。

第一は、競技志向をなくすことだ。大人の文化としてのスポーツを真似たりせずに本来の子どもスポーツに戻す、あるいは子どもたちのなかで工夫して伝承されてきた本来の子どもスポーツを復活させる必要がある。

二点目は、単一スポーツではなくて複数の運動遊びやスポーツが体験できる場を提供すること。それと同時に、そのような場を保障する、いわゆるプレイリーダー的な人の提供と養成を行っていくことが求められる。

三つ目は、体力や運動能力が低い子どもたちへの対策である。日本の子どもたちはいま、運動が得意な子ども、たとえば野球が得意な子どもは野球少年団に入り、サッカーが上手な子はサッカークラブに入るが、体力や運動能力が低い子どもたちに対する取り組みはほとんどないのが現状となっている。そうではなくて、体力の低い子どもたちや運動能力の低い子どもたちも運動遊びやスポーツを楽しみ、のめり込んでいけるような取り組み、あるいは場の提供が求められている。

四つ目は、三点目と似ているが、運動が嫌いな子どもたちへの対策だ。スポーツの単一化や競技志向などによって運動が嫌いになってしまった子どもがたくさんいるので、運動が嫌いな子でものめり込める運動遊びやスポーツの提供も求められている。新しいスポーツを考えたり、古くてもおもしろい伝承遊びを復活させたりして地域に根づかせる取り組みも必要だろう。

4　体力向上への取り組み

学校の体育はどう変わったか

これまで見てきたように、日本の子どもスポーツや運動遊びにはさまざまな問題があり、その結果として子どもの体力・運動能力が低下してきているが、こうした現状を打開しようといろいろな政策が打ち出されてきている。

その最大の柱が、スポーツ振興基本計画だ。文部科学省が一〇年ごとに策定しているスポーツ関連政策の基本方針で、五年ごとに改訂される。二〇〇六年の改訂では、子どもの体力向上が、三つある政策目標のトップに掲げられている。

残りのふたつは、生涯スポーツ社会の推進と国際競技力の向上で、前者は運動の日常化、つまりスポーツを普通の生活のなかに溶け込ませていこうという施策、後者は競技力の非常にすぐれたトップ選手を育成する施策である。いずれの場合も子どものころの体力・運動能力の育成が非常に重要な課題になってくるため、子どもの体力向上が政策目標のトップに挙げられているわけだ。

この政策目標を具現化するために、文部科学省を中心にさまざまな取り組みが展開されている。

そのひとつが、小学校「体育科」の改訂である。二〇〇九年四月から施行された新しい学習指導要領で、体育科の教育内容が大きく改訂されている。今回の学習指導要領を改訂する際に、最も重大な背景として考えられたのが、子どもの体力低下だった。したがって、新しい学習指導要領には、子どもの体力を向上させるために学校の体育はどういうことをすればよいか、その処方箋が記されている。

まず、体育科の時間数を増やし、これまで平均で週二・五時間だった学校体育の授業時間が三時間になっている。また、授業の中身でも、体力・運動能力を向上させるための領域が重視され、これまでは小学校高学年から中学生・高校生で学習していた「からだづくり運動」が小学校一年生からに繰り上げられている。ただし、ここで言う「からだづくり運動」というのは、筋力や持久力のトレーニングのことではなく、その年齢の発達段階に見合った運動のことで、いろいろな動きを経験して、しだいに上手になっていくような中身が考えられている。具体的には、「からだづくり運動」のうち「からだほぐしの運動」や「多様な動きをつくる運動遊び」が小学校一・二年生で、遊びを取り除いた「多様な動きをつくる運動」が三・四年生で設定され、基本的な動作の習得が意図されている。小学校高学年以上では、そうした動きをもとに、さまざまなスポーツやダンス、武道などを経験しながら総合的に体力・運動能力の向上に結びつけていこうとしている。

まったく運動しない子どもたちへの対策は

ふたつ目が、「体力・運動能力・運動習慣等の調査」である。これは、文部科学省が二〇〇八年度から全国の小学校五年生と中学校二年生全員を対象に実施している取り組みだ。学力調査同様、全数調査にすべきかどうか賛否が分かれたが、単に体力テストを実施して結果を出すだけにとどまらない点が特徴になっている。学校内と放課後、それに土日も含めて、いまの子どもたちがどのくらい運動量を確保できているか、どんな運動やスポーツを体験しているのか、逆に体験していない子どもがどのくらいいるのか、体育の授業に対してはどんな意識をもっているのかなど、さまざまな調査を組み込んである。

この調査の結果、小学校五年生の三割が放課後も土日もまったく運動していないこと、そして中学校二年生の女子では四五パーセントの生徒がまったく運動していないことが明らかになっている。

こうしたデータをふまえて、体育の授業をよりよくしていく方策をはじめ、昼休みや中休み、あるいは放課後などでも子どもたちの運動を保障していくこと、学校での体育と地域で行われているスポーツ少年団やスポーツクラブの活動との連携を模索すること、そして子どもの現状や問題点を保護者に理解してもらうためのさまざまな投げかけをしていくことなど、今後の課題が浮き彫りになってきた。

保護者に理解してもらうための取り組みのひとつとして、「おやこ元気アップ!事業」がある。これは文部科学省の委託を受けて、日本レクリエーション協会が全国で実施しているイベント型の事業である。この事業ではまず、保護者が子どもと一緒にからだを動かし、子どもたちの現状を把握してもらう。それとともに、いまの子どもたちの体力・運動能力の実態について知ってもらうセミナーや、保護者同士で話し合う「子育てしゃべり場」なども合わせて実施し、理解を深めてもらう。そして、イベントだけで終わらせずに、それぞれの家庭で、あるいは地域で大人が子どもと一緒に運動するようなしくみや試みを広げていくことにも取り組んでいる。

専門家から民間企業まで——多種多様な取り組み

日本学術会議などが中心になって進めているのが、子どもの運動のガイドラインづくりだ。専門家が結集し、子どもたちが最低限、確保すべき運動とはどんなものかについて議論し、目安を出そうとしている。

運動のガイドラインというと、運動量、簡単に言えば歩数で示されるのが常道だが、このガイドラインでは動きを採り入れることや、さまざまなスポーツを紹介することも検討されている。

日本体育協会では、一九六二年にスポーツ少年団を設立して以来、子どものスポーツ振興に寄与してきたが、協会設立一〇〇周年、スポーツ少年団設立五〇周年を機にこれまでの活動を見直し、いまの子どもたちの実態に見合った新しい子どもスポーツの取り組みを展開していこうと模索している。また、日本体育協会では二〇〇五年度からジュニアスポーツ指導員という新しい資格制度を立ち上げ、指導員の養成に努めてきてもいる。この資格では、幼少年期の子どもにスポットを当て、その子どもたちが楽しく、おもしろくからだを動かすことによっていろいろな動きを身につけたり、コミュニケーション能力を高めたりすることにポイントを置いている。

日本トップリーグ連携機構では、「ボールであそぼう!」という新しいプログラムを作り、二〇〇九年四月から全国でイベントを開催し、普及活動を行っている。日本トップリーグ連携機構は、プロのリーグをもっている競技団体が集まって結成した組織で、ハンドボールや女子サッカー、フットサル、バスケットボール、バレーボール、ホッケー、アイスホッケーなどの団体が加盟している。ボールを使った競技も多いので、ひとつの競技に固執するのではなく、さまざまな競技で行われているボールの扱い方をおもしろく伝えていこうという趣旨で、「ボールであそぼう!」という新しいプログラムが考案された。二、三歳の幼児でも楽しめる内容で、好評を博している。合わせて、普及を進めるための指導者の養成や、子どもたちがボール遊びを楽しむきっかけづくりをするプレイリーダーの養成も行われている。

民間企業でもユニークな取り組みをしているところが出てきている。たとえば、スポーツクラブを運営しているルネッサンスでは、スポーツエンジェルという部局を新設し、運動遊びを通して子どもたちに動きを習得してもらうプログラムを展開している。

ボーネルンドやコトブキといった遊具の会社では、これまで遊具の色やデザイン、キャラクターのかわいらしさなどに力点を置いてきたが、そうではなくていまの子どもたちの実態に合わせて基本的な動作の習得に着目した遊具や施設の開発に取り組んでいる。

それから、ショッピングセンターを全国展開しているイオンの子会社であるイオンファンタジーでは、センター内にあるゲームコーナーをできるだけ縮小し、代わりに子どもたちが運動遊びをできる場を作ろうと試みている。二〇〇九年度に試行したところ、好評でリピーターも多かったことから、全国の店舗で実施していく計画だ。

この他、学研やベネッセなどの教育関連企業でも、体力・運動能力の低下に対応する取り組みをしようと調査研究を進めており、さまざまな取り組みがクロスして大きなうねりとなりつつある。

5　今後の展望

体力向上のための今日的課題

体力・運動能力の向上について、運動だけしていれば達成できると多くの人が考えているようだが、そうではない。本書が訴えているようにライフスタイル全体、つまり睡眠、食事や排泄といったさまざまな子どもの生活習慣をきちんと保障していかないと、体力・運動能力を向上させることも難しいと筆者は考えている。

運動について言えば、ただ運動すればよいのではなくて、子どもたちの発達段階に合った運動や遊びが重要になる。体力低下や運動能力低下の要因として問題になっている運動量の著しい減少と動作の未習得という現状をふまえると、子どもたちが幼児期から十分な運動遊びができ、さまざまな動きを習得していけるようなしくみや場を作っていくことが求められている。

子どもの問題というのは、実は大人の問題であると筆者は考えている。つまり、いまいちばん危機的なのは、子どものからだとこころの育ちに対する大人の認識が非常に低いことである。この場合の大人とは、保護者だけでなく、学校や幼稚園、保育所の教師や保育士であり、スポーツに関連している指導者であり、子どもたちの育成にかかわっている地域の指導者である。このように子どもの周辺にいる大人たちは、たとえば学力の低下については強い関心を示して学力向上に取り組むが、体力・運動能力やコミュニケーション能力にはあまり興味・関心をもたない。したがって、子どもの周りにいる大人たちの意識をどうやって向上させていくかが今後の大きな課題になってくる。子どもにとって望ましい生活や経験が必要であることを大人たちが理解し、正しい認識をもつようになって初めて、総合的に子どもたちの体力・運動能力の向上を進めていくことができるのである。

その場合、子どもの生活というと、私たちはすぐ学校にいるときや放課後、あるいは勉強しているときや遊んでいるとき、何か趣味をしているときなどに分けて考えてしまいがちだが、そういう見方は大人の観点にすぎない。子どもにとっては、学習することも遊ぶことも、あるいは画を描いたり楽器を演奏したり本を読んだりすることも、どれもが生活そのものであって、本来、自分の意志でやっていくものである。

それを大人の都合で勝手に切り離して考えるところに問題がある、と筆者は考えている。つまり、子どもたちのトータルな生活のなかでこそ、からだや運動能力の発達を保障し、物事を知ったり工夫をしたりする認知的な能力を高めることができるのであり、人とかかわったりコミュニケーションしたりする情緒や社会性を高めることもできるのである。

また、世間的には、体育はスポーツを教える教科であり、子どもの運動不足についてはスポーツをやればいいと思われがちだが、それは大きな間違いである。子どもの学びというのは、いろいろなルールを知ったり、失敗をくり返しながら工夫したり、あるいは仲間のことを思いやってお互いに気持ちを通じ合わせることであったりするわけで、運動やスポーツ、体育にもこうした要素がふんだんに含まれている。単に運動するだけでなく、そうした子どもたちのさまざまな能力の発達をしっかりと見据える必要があるだろう。

このことは別に運動・スポーツに限らない。美術や音楽などの文化的な活動でも、他の生活場面でも全く同じことが言える。つまり、子どもたちの生活をトータルに見ながら、その能力を全体として底上げしていくという見方や捉え方が重要であり、そういう見方を私たち大人がしっかりともつ必要があると感じている。

夢中になれる運動・遊びを

遊びには三つの間があることをすでに述べたが、子どもたちが楽しく、おもしろく日々の生活を送っていくためには、時間と空間と仲間が非常に重要な要素となってくる。運動だけではなく、睡眠とか食事とか排泄といった生活習慣においても、子どもたちにたっぷりとした時間と、よい空間と、よい仲間がいるような環境を保障していくことが問われているのではないだろうか。

とくに運動やスポーツに限っていうと、子どもたちがほんとうに楽しく、おもしろく運動やスポーツにのめり込んでやっているのか、疑問が残らざるをえない。昔の子どもたちのように暗くなっても遊び続けていたかったとか、母親が迎えに来ても帰りたくなかったとかいった状況、何かにのめり込んだり、あるいは夢中になったりする状況があまり生まれていないのではないか。たとえば、スポーツクラブに義務的に通って、言われる通りのからだの動かし方をして、時間になったら帰宅し、今度は塾や習い事に出かけるというような状況は、子どもの成長にとっていいことではない、と筆者は考えている。運動やスポーツの場面でも、体育の授業でも、子どもたちが「やめたくない」「もっとやり続けたい」「今度はこうやってみよう」「あ、なるほど、ああやればうまくできるんだな」といった気づきや手ごたえを感じられることがとても重要なのではないか。

いまからほんの二〇年ほど前まで、日本の子どもたちはいっぱいからだを動かし、たくさんの仲間とかかわるなかで、健やかなからだと豊かなこころを育んできた。しかしいま、日本の子どもたちにそんな「子どもらしさ」を感じることが少なくなってしまった。

私たちはこれまで便利で快適な生活を望み、それを懸命に作り上げてきた。そのことは必ずしも悪いことではなかったが、このようにして作られた現代社会が、人間らしく生きることに対して多くの問題点を生み出してしまったのではないか。とくに、便利さを求めた大人の生活に子どもを引きこんで、子どもの育ちそのものを大きく悪化させてしまったことが、結果的に子どものからだやこころにさまざまな危機的状況を生み出してきた根源なのではないかと考えている。

子どもたちは、私たち大人が子どものころそうだったように「自立した一人前の大人」に向かって育っていかなければならない。つまり、子育てのプロセスにおいては、その自立に向かって子どもは「親離れ」をし、親も少しずつ「子離れ」をしていかなければならないのである。そして、私たち大人が「子育て」を通して、子どもとかかわれたことをありがたく思い、子どもの感じ方や考え方を尊重していくことが、私たち自身の成長にもつながるのだが、その点がいまの日本の大人たちに決定的に欠落しているのではないだろうか。

筆者は、「子育て」のプロセスで、大人である私たち自身が育っていくこと、すなわち「親育ち」を実感していくことが非常に大切だと思っている。そして、いっぱいからだを動かし、おいしくご飯を食べ、ぐっすり眠っていた子どものころの私たちが子ども時代に経験したり学んだり感じとったりしたことを、いまの子どもたちにも経験し、学び、感じ取ってほしいと願ってやまない。

子どもたちが健やかに育つためには、大人が自分たちの意識を変えていくこと、大人自身が自分たちの子ども時代のことを振り返り、そのありがたみをかみしめて、子どもとともに自分も育っていくことが求められているのではないだろうか。

連結編

親子の快 親が変わるための処方箋

瀧井宏臣

はじめに——親業一〇年のいま

朝七時に起床すると、布団を上げ、部屋を片づけ、ゴミを出す。朝ごはんの用意をして息子と一緒に食べ、小学校に送り出す。食事の後片づけをし、洗濯物を干し終わると、仕事を始める。夕方は夕方で六時前には仕事を切り上げて部屋を片づけ、布団を敷く。子どもと一緒に晩ごはんを食べ、食事の後片づけをすると、再び仕事に戻る……。

筆者が平日に家事育児に費やす時間はおよそ三時間半。総務省の社会生活基本調査（二〇〇六年）によると、末子が小学生の父親の平均が二八分だから、一日でちょうど一週間分になる。サラリーマンではない自由業あるいは自営業だからできる生活であり、普通の父親とはまったく違ったライフスタイルと言ってよいだろう。

休日も講演などが入っていない日は終日、書斎で仕事をしながら育児家事に従事している。昼間は自宅を子どもたちに開放しているので、三人から五人の子どもたちが出入りする。おやつを出し、ときには一緒に遊ぶ。中には、親に五百円玉ひとつ渡され、コンビニで好きな食べものを買って昼食にする「ワンコインランチ」の子どももいる。その子が来ると、働いている親に電話をして承諾をとり、昼食を作って一緒に食べる。そんな生活も七年目となり、顔と名前が一致して町で会えば話をする子どもたちが三〇人を超えた。

こんな規則正しい生活をすることになるとは、筆者自身もまったく予想していないことだった。というのも、記者という特殊な仕事を生業としているからだ。最初はテレビの記者だったが、年間の休日は一〇日弱。朝早くから日付が変わるまで仕事をし、さらに明け方まで酒を飲むのが常だった。一緒に番組を作るディレクターたちは徹夜で映像の編集作業をし、部屋にはケース単位の強壮剤が積まれていた。その後、退社してフリーのルポライターとなってからも、夜ふかし・朝食抜きで休みなく働くスタイルに変わりはなかったのである。

そんな生活が一八〇度変わったのは、不惑直前に授かったひとり息子が生後すぐに、ひどいアトピーになったことがきっかけだった。痒《かゆ》みの発作と不眠で苦しむ息子をケアするため、仕事を休業して育児とケアに専心した。そこで、数多くの子どもや母親たちとつきあい、いまの子どもたちの「おかしさ」に気づいたのである。その「おかしさ」がいったい何なのか、徹底的に調べたところ、夜ふかし、朝食の欠食・孤食、不規則な排泄、遊びの消失、メディア漬けなど、子どもたちの生活が大きく崩れていることがわかった。

それからが闘いの始まりだった。誰と闘うのかというと「自分」とである。息子は昼夜逆転し、テレビ・ビデオ漬けだった。できるだけ公園に出かけて外で遊ぶように心がけたが、こちらもまともに眠れていないので、どうしてもテレビやビデオに逃げてしまう。ひどいときは一日一二時間近くもテレビ・ビデオの前にいたのではないかと、いま思い出してもゾッとする。幸いなことに三歳をすぎたころには症状がおさまり、夜八時には眠るようになった。以来、早寝早起きをすること、朝食を一緒に食べること、外で遊ばせること、メディアはそこそこにすること、などが生活の指針となっていまに至っている。

息子が八歳のときには、小学校のPTA会長も引き受けた。たまたま、PTAの役員を選定する指名委員会の委員長が、筆者が公園デビューした公園の常連だったのだ。会長の成り手がいなくて、困っているという。彼女には世話になったので、泣きつかれたら断るわけにいかなかった。筆者は、クラスが一緒とかスポーツクラブが一緒とかいった子どもの縁で大人がつながるネットワークを「子縁《こえん》」と呼んでいるが、まさに子縁のなせるわざだったと言えるかもしれない。

PTA（親と教師の会）は戦後の日本を民主化するために、GHQ（連合国軍総司令部）の肝いりで導入された組織だが、ルーティンの業務が膨大で役員の負担が大きく、どこも成り手不足が悩みの種になっている。また、アメリカ流の民主主義的なスタイルを採っているが、それはかたちだけで、お互いの悩みを話し合って解決するような実効性のある場とは程遠く、孤立している親も多い。父親はと言えば、無関心でPTAにかかわる人はごく一部にすぎない。だから、子どものための取り組みにまで、なかなか手が回らないのが実情だ。

そんななかで、筆者が会長をしたPTAは奮戦していた。安全委員会という新組織を作って学区内の安全を守る取り組みを展開していたのだ。しかし、その活動だけで手いっぱいで、子どもの生活改善に取り組む余裕などまったくなかった。父親たちを引き込もうとおやじの会を立ち上げたが、父親たちは仕事中心の生活にどっぷり浸かっていて、月に一回、会に出て来ることすら億劫《おっくう》がるのが実態だった。とても子どもの生活改善に取り組むような状況にはなかったのである。

これまで第1の快から第4の快まで、睡眠・食・排泄・運動という縦割りのテーマで論じてきたが、本章では、親という視点から横串を刺して子どもたちの生活再建について論じることにする。子どもの生活を立て直すために親は何をすべきなのか。そもそも、親が生活に関する意識を変えるためにどうすればよいのか、さまざまな取り組みを通して考えてみたい。

1　親が変われば子どもも変わる

早起き早寝は一挙両得

〈子どもの夜ふかし、その理由は?〉

子どもたちの生活はなぜ崩れているのか。親の生活がきちんとしているのに、いじめや学業不振などが理由で子どもが非行や不登校に追い込まれているケースもあるが、とくに小学生や幼児の場合、その多くは、親の生活が崩れているから子どもの生活が崩れていると言ってよいだろう。

たとえば、夜ふかしの場合、日本学校保健会の「児童生徒の健康状態サーベイランス」調査によって実態が明らかになっている。二〇〇四年調査によると、小学生の場合、夜ふかしの理由でもっとも多いのが「なんとなく夜ふかししてしまう」で四七・〇％、二番目が「家族みんなの寝る時間が遅いので寝るのが遅い」で三五・四％、ついで「深夜テレビやビデオを見ている」「パソコンやテレビゲームをしている」などメディア視聴が三二・七％、「宿題や勉強で寝る時間が遅くなる」二七・一％などとなっている。小学校低学年では「家族みんなの寝る時間が遅いので寝るのが遅い」がトップであることから、小さいころから家族の夜ふかしの影響を受け、その後も理由もなくズルズルと夜ふかしを続けている子どもたちの実態が浮き彫りになっている。

ということは、親が変われば子どもも変わるということだ。親が早起き早寝の生活にシフトできれば、子どもも夜ふかし生活から脱出することができるはずだ。

〈夜ふかし改善に成功した保育園〉

夜ふかしの改善に取り組んだ東京都足立区の保育園では当初、なかなか成果を出すことができなかったが、最終的に保育士が親と一対一で話し合い、率直な意見交換をすることで改善に成功している。その決め手になったのは、「なぜ夜ふかしをさせるのですか。自分が子どものころはどうでしたか」という問いかけだった。問われた親は「八時になったら寝なさい」「大人の時間よ」と自分の親に言われたことを思い出し、生活改善の一歩を踏み出したという。

この事例を見るかぎり、睡眠については改善可能性が大きいと考える。というのも、親たちの多くは「子どもが健やかに育つために早起き早寝が重要だ」という認識をもっていない、あるいは忘れているのが実情だ。だとすれば、誰かが情報を伝え、働きかければよいということになる。

ＮＰＯ法人「子どもとメディア」が二〇〇〇年から推進しているノーテレビ運動や、本書の編者である神山潤らが率いる「子どもの早起きをすすめる会」が二〇〇二年から展開してきた早起き早寝運動、それに二〇〇六年から始まった「早寝早起き朝ごはん」の国民運動などのキャンペーンによって親への情報提供はかなり進んだと見られるが、引き続き小中学校・幼稚園・保育所（以下、学校園所）を起点に保護者に情報を提供していく必要がある。

子どもが早く寝ることは子どもにとってよいだけでなく、親にとっても自由に過ごせる時間が増えてよいことだ。親子にとって一挙両得である点をきちんと説明すれば、早起き早寝の生活習慣をつけさせようと取り組む親も多くいるにちがいない。

一石二鳥の親子料理

〈子どもは料理をしたがっている〉

食については、二〇〇五年に食育基本法が制定され、翌二〇〇六年には日本食育学会も設立されて、主に学校園所を中心とした食育の実践が展開されている。研究者のなかには「家庭にはもう期待できない」として学校園所主導での食育推進を主張する人もいるが、家庭での食育機能をこれ以上形骸化させると、行き着く先はアメリカやイギリスのように朝食の欠食を防ぐために昼食だけでなく朝食も学校給食にするという事態になりかねない。そういう最悪の選択を避けるためにも、学校園所で食育を推進しつつ家庭での食育機能も保持するという複眼的な戦略が必要ではないか、と筆者はかねてから主張してきた。

とはいうものの、いまや密室化しつつある家庭の、しかもきわめてプライベートな営みである食事の質の維持・改善にどのようなアドバイスができるのか、これといったアイデアが出てきていないのが現状だ。

そんななかで、とてもユニークなのが、東京ガス都市生活研究所の荒井麻紀子研究員による家庭での食育に関する提言である。荒井研究員は二〇〇七年、乳幼児・小学生・中学生以上の子ども（長子）をもつ一都三県の母親九〇〇人を対象に、親が子どもと一緒に調理する親子料理の実態とその効果について調査した。

それによると、「母子で一緒に料理をしたいか」と尋ねたところ、「したい・してほしい」が五三％、「やや したい・してほしい」が三六％で、九割の母親は親子で料理をしたいと思っていることがわかった。料理に興味をもち始めた年齢は五歳がピークで、子どもがやりたがる調理行為は「包丁で切る」（トントン）がトップで八三％、「具材を混ぜる」（コネコネ）が五八・七％、「コンロで加熱する」（ジュージュー）が五七％だった。子どもたちは、通常やらされている盛り付けや食器の片付けなどではなく、料理の醍醐味とも言える調理行為そのものをやってみたいと思っていることがはっきり示された。

ところが、長子が小学生の母親で、子どもと一緒に週に二回以上料理をする人はわずか一一％にとどまり、一〜二週間に一回が四三％、月に一回以下が三九％、まったくないも七％いた。つまり、九割の母親は子どもに料理を手伝ってほしいと思っているが、日常的にやらせているのは一割にすぎないという実態がわかったのである。

〈子どもを「戦力」にするために〉

親子料理をしない理由については、「時間や手間が余分にかかる」が五二・六％でもっとも多く、ついで「子どもが興味を示さない」「男の子だから」「子どもが忙しい」などだった。一方、親子で料理をしている家庭では、「子どもの調理が食事中の話題になる」「お手伝いが積極的になった」「嫌いなものも食べるようになった」などと親子料理の効果を認めているものの、習い事や部活動などで放課後が忙しくなる小学校高学年以降は、平日の実施頻度が下がり、休日の実施頻度が上がっていることが明らかになった。

この結果について、荒井研究員は「親子料理によって親子間のコミュニケーションが増え、子どもの成長面での効果があることが認められたが、料理に時間や手間をかけない傾向が強く、とくに平日の実施にはハードルが高いことがわかった」と分析している。

この結果から導き出される結論は、きわめてリーズナブルである。休日に家族で鍋やバーベキューをする際、レジャーの一環として子どもたちに教えながら料理する。あるいは、同じくレジャー感覚で休日に親子でまとめて下ごしらえし、作り置きしておいた素材を平日に使うということだ。その際、子どもたちがやりたがっているトントン・コネコネ・ジュージューをやらせてあげることが重要だ。料理にもっとも興味をもつ五歳前後から始めて、包丁使いなどトントン・コネコネ・ジュージューがひと通りできるようになったら、子どもたちは平日の夕食時であっても十分に戦力となるだろう。

この試みを実際にやってみてどれだけ効果が上がったかという調査研究は残念ながらないが、荒井研究員の提言はきわめて現実的で、実効性の高いアイデアにちがいない。子どもの発育発達段階を考えた家庭での食育は、ある段階から親も楽になれる一石二鳥の取り組みと言えるだろう。

おやこ元気アップの教訓

〈目標は「まず親を変える」こと〉

運動については、日本レクリエーション協会の調査結果がある。日本レクリエーション協会では文部科学省の委託を受けて二〇〇六年度から三年間にわたって「元気アップ親子セミナー」を全国で実施してきた。子どもの体力を向上させるためには、学校園所だけでなく家庭の役割が大切であることを親に気づいてもらうのが目的で、児童・幼児とその親が対象だ。このセミナーに参加した親子を対象にアンケート調査を実施したところ、週一回以上スポーツをしている親の場合、子どもも週一回以上スポーツをしている比率は九〇・八%に上ったが、スポーツをしていない親の場合は七二・六%にとどまった。このことから、睡眠ほどではないが、運動についても子どもたちが親のライフスタイルの影響を受けていることがわかる。

この「元気アップ親子セミナー」は二〇〇九年度から「おやこ元気アップ!事業」と名称を変え、さらに三年間継続されている。「あなたが変われば子どもも変わる」という事業のスローガンにはっきりと示されているように、親の意識変容と行動変容をターゲットにしたユニークな試みだと言えよう。

〈運動体験+セミナー+座談会〉

事業の柱は、休日の午前中、約三時間にわたって行われるイベントだ。対象は三〇組から一〇〇組の児童・幼児とその親で、日本レクリエーション協会、都道府県レクリエーション協会と学校園所やPTA、地域団体、教育委員会などが協働して実施する。二〇〇六年度から一一年度までの六年間で、全国にある市区町村およそ一七〇〇の三割以上にあたる五三〇カ所でイベントを開催する計画だ。全市区町村の三割で開催することによって、全体の流れをつくることをめざしている。

イベントでは、まず親子一緒にダンスエクササイズ「アイーダアイダ」などの運動を体験し、子どもの未熟な動きの実態に気づいてもらう。つづいて、親と子どもに分かれ、子どもたちはさまざまな運動遊びを楽しむ。親はセミナーに参加し、いまの子どもたちの体力低下や生活の崩れの実態や背景についてデータに基づいた説明を受けたあと、「子育てしゃべり場」でグループに分かれ、親どうしで子どもの現状について話し合う。最後に、明日から自分に何ができるか考え、自分がしようと思うことを宣言する。

神奈川県川崎市の小学校で行ったイベントの「子育てしゃべり場」では、「子どもと外で遊んで一緒に体力をつけたい」「アイーダアイダを練習して親子でできるようにしたい」とか「今後はできるだけ車を使わず、歩くように心がけたい」「ごはんのときはテレビを消す」などの宣言があいついだ。四〇分の時間はあっというまに過ぎ、終了後も親どうしでいつまでも意見を交わす姿が見られた。

この小学校の「子育てしゃべり場」では、コーディネーターが、地域で参加できる親子教室やスポーツクラブ、サークルなどを紹介するとともに、親どうしのネットワークをつくって翌年のイベントを親たちの主催で開催することを提案した。

〈「打ち上げ花火型イベント」からの脱却〉

つまり、「おやこ元気アップ!事業」では、イベントで運動体験と情報提供、それに意見交換という三つのステージを経ることによって、親の意識変容と行動変容を促し、子どもが運動や遊びをする機会を増やすという戦略的なプログラムを作成し実施している。

このイベントは非常に好評で、参加者からは「子どもと一緒に遊ぶことの大切さがよくわかり、とてもよい企画だと思った」「ふだん、いかに子どものことがわかっていないか気づかされました」「一緒にからだを動かす機会をもっと増やそうと思います」「自分が変わらないと子どもは変わらない。まず自分が変わることが大切だとわかりました」などの声が寄せられている。

二〇〇六年度に実施したセミナー当日のアンケートでは、「今後、子どもと一緒に運動したい」と答えた参加者が九六・九％に達し、ほぼ全員が積極的な意識をもったことを裏づけた。しかし、一カ月後の追跡調査では「子どもと一緒に運動する機会が増えた」と答えた参加者は三四・二％で、意識変容から行動変容にまで至ったケースは全体の三分の一にとどまることが明らかになった。

このため、専門家でつくる事業委員会では、イベント後も継続的に参加者に働きかけをすることによって行動変容を促すアフターフォローにも取り組んでいる。イベントはどの分野でも打ち上げ花火のように開催して終わりというケースが多いなかで、開催時の意識変容のみならず、開催後の行動変容まで視野に入れた「おやこ元気アップ！事業」は先駆的で示唆に富んだ取り組みと言えるだろう。

メディア漬けの子どもたち

〈メディア任せで子どもはどう育つか〉

いまの子どもたちの生活で見逃せないのが、メディア漬けの問題である。

ＩＥＡ（国際教育到達度評価学会）が中学二年生を対象に二〇〇七年度に実施した国際調査では、日本の中学二年生がテレビやビデオを見る時間は四九カ国中でいちばん長い、つまりメディア漬け世界一という結果が出ている。

子どもたちはどのくらいメディアに接触しているのだろうか。ベネッセ教育研究開発センターが二〇〇五年に一歳から六歳までの子ども約二〇〇〇人を対象に実施した調査では、一日の平均視聴時間は、テレビが二時間四一分、ビデオが四一分、ＤＶＤが二七分で、合計三時間四九分だった。また、ＮＰＯ法人「子どもとメディア」が二〇〇四年に実施した「子どもとメディアに関する実態調査」によると、テレビ・ビデオ・テレビゲーム・パソコン・携帯・コミックマンガまで含めたメディアへの接触時間が平日で一日四時間以上の小学校四年生〜六年生が四九・三％、中学生が五四・四％、一日六時間以上の小学校四年生〜六年生が二六％、中学生が二四・二％となっている。休日のメディア接触時間は、平日の二倍から三倍に上るものとみられる。このようなメディア漬けの実態について、私たち一般市民が驚くことはない。というのも、私たちは最先端のメディアを駆使して情報を収集・発信するメディア社会に生きているからであり、子どもたちがこの程度、メディアに接触しているのは当然だと考えているからである。

こうした私たちの「常識」の誤りを指摘し、子どもの発育発達に及ぼすメディア漬けの悪影響について警鐘を鳴らしてきたのが、ＮＰＯ法人「子どもとメディア」の清川輝基代表理事である。ＮＨＫの敏腕プロデューサーとしてテレビ番組制作に携わった清川代表理事は、前記の「子どもとメディアに関する実態調査」などを元に、メディアへの接触時間が平日と休日を含めた平均で一日六時間以上という子ども（小学校四年生〜中学校三年生）が半数を超えていると推定しているが、これは年間にして二二〇〇時間に達し、学校で受ける授業の倍以上の時間をメディアとともに過ごしている計算になる。清川代表理事は「体や脳を発達させる環境を保証されずに育つとどうなるかを人間の子どもで試す人体実験に他ならない。日本の子どもの貧困とは、発達環境の貧困である」として、状況が危機的であることを訴えている。

〈脳への影響は?〉

メディア漬けはなぜ、ダメなのか。精神科医として京都の少年院で子どもたちのケアに当たっている岡田尊司医師は、メディア漬けが脳内で麻薬や覚せい剤中毒、ギャンブル中毒などと同様の変化を引き起こしているのではないかと主張しているが、メディア漬けによる脳の直接的なダメージについては科学的に実証されたわけではない。たとえ直接的なダメージがまったくないとしても、長時間のメディア漬けは運動・遊びの時間を減らすだけでなく、夜ふかしを助長し、勉強する時間や家族団欒の時間も減らすことにつながり、成長期の子どもにとって損失は計り知れないと言わざるをえない。

そんななかで、ノーテレビ運動の取り組みは全国の自治体や教育委員会、学校園所に広がり、展開されてきた。これは、月に一回、ノーテレビデーやノーゲームデーを設けてテレビやテレビゲームとのつきあい方を見直そうというムーヴメントだ。テレビ、ビデオ、テレビゲームなどを対象に、一日二時間までにするとか、食事中はテレビを消すとか、家族全員で挑戦するとか、月に一回か週に一回かなど、さまざまなバリエーションがある。

二〇一〇年二月に開催された「子どもとメディア」の全国フォーラムでは、この一〇年にわたるさまざまな取り組みが報告された。全国フォーラム参加者の主体が一〇年前にはほとんどいなかった教育長や担当課長、学校長らだったことが、この運動の広がりを物語っていると清川代表理事は指摘する。「夜ふかしや朝ごはん抜きなど子どもの問題のキーストーン（かなめ石）がメディア漬けであることが、この一〇年で多くの教育関係者に理解されたのではないか」（清川代表理事）

「ノーテレビ運動」で変わる親子

〈テレビを消せないのは親のほう〉

町議会がノーテレビデーの町宣言を決議し、町をあげてノーテレビデーの運動に取り組んできた鳥取県三朝町《みささちょう》では、子どもたちが放課後、テレビを消して外で遊ぶようになり、寝る時間も早まった。というよりは、外遊びでクタクタになり、遅くまで起きていることができなくなったのだ。それだけでなく、テレビを消したことで子どもたちの生活に余裕ができ、親が「早くごはんを食べなさい」「早く寝なさい」「早く勉強しなさい」といった小言を言う数も減ったという。

「子どもとメディア」が実施したノーテレビチャレンジの記録を読むと、ノーテレビによって親子がどのように変容したかがわかる。

このチャレンジは、「子どもとメディア」が福岡県内で募集した四七家族を対象に二〇〇一年に行ったもので、まったくテレビを見ない週と一週間に二時間まで見てよい週を交互に二回体験し、トータルで四週間にわたって親子でノーテレビに取り組むというかなりハードな取り組みだ。

参加した親のなかには、夫がテレビぐらい見せろと怒ったり、見たい番組が見られずに親自身が辛かったりしたケースもあったが、「日が暮れるまで遊ぶようになった」「就寝時間が早くなった」「会話が増えて楽しい」「お料理を手伝うようになった」など子どもたちの変化を目の当たりにして、「チャレンジしてよかった」と手ごたえを感じた親がほとんどだった。また、夫婦の会話が増えたり、帰宅後はゴロゴロしているかテレビを見ているかのどちらかだった父親が子どもと遊んだり本の読み聞かせをしたりと、親の側にも変化が生じ、テレビの呪縛によって失われていた家族本来の姿を再発見する機会になったという。

これについて、「子どもとメディア」の清川代表理事は「子どもはメディア漬けの期間が数年だが、親は一〇年以上で圧倒的に長く、親のほうが大変だった。その親たちもメディアに毒されていたことに気づき、メディアに振り回される生活を見直すようになった」と説明する。

〈メディアがいかに時間を奪っていたか〉

チャレンジの結果について、「子どもとメディア」の報告書は三点に整理している。ひとつは、子どもたちは思ったより平気であったこと。泣き叫ぶなど抵抗するかと思われたが、子どもたちはテレビがなければないですぐに適応したのである。二つ目は、夜の時間がたっぷりあることがわかったこと。「〇〇しないとテレビを見ちゃダメ」とか「テレビが終わったらさっさと〇〇しなさい」とかいった親から子への命令の言葉が少なくなった。三つ目は、テレビに頼っていたのは親自身だったのがわかったこと。子どものお守をしていたテレビがなくなると、子どもたちは親のところに来て話しかけたり絡んだりした。それを煩《わずら》わしいと感じるか、かかわってほしがっていると感じるかで、親の対応は分かれたという。

また、チャレンジの一カ月後と半年後にアンケート調査を実施したところ、チャレンジした家族はテレビを見る時間を決めたり、決めた番組が終わったらテレビを消したりとわが家のルールに則って生活していたことから、子どもとメディアでは、チャレンジ効果は半年後まで継続したと見ている。「それまで漫然といいものと思っていた電子メディアが、自分たちの生活をいかに支配し、時間を奪っていたか、親たちは理解して改善に踏み出した。テレビを消すと、子どもはよくしゃべり、早寝になり、朝ごはんを食べるようになり、本を読み、家の手伝いもする。いいことばかりで悪いことは何もないことがわかり、他の親にも伝わっていったと思う」（清川代表理事）

ノーテレビ運動は全国の自治体や学校園所に広がり、運動に参加した親子の生活改善を促したと見られるが、その一方で、この運動にかかわってこない子どもたちのメディア漬けはさらに重層化・深刻化しつつある。メディアとのかかわりについても、運動と同じように二極化の様相を呈しており、厳しい家庭の子どもたちをどうやって救っていくかが大きな課題になっている。

親子でルールをつくる

〈危機感のない親たちへ〉

子どもの生活を立て直すためには親の生活自体が変わることが重要だという視点から、親の生活を変える道筋についていくつかの事例を取り上げて論じてきた。

多くの親はそもそも、子どもの生活が崩れていることや、生活の崩れが子どもの発育発達に悪影響を及ぼすことなど、基本的な事実を知らなかったり気づかなかったり、あるいは忘れていたりして、何の対策も対応もとっていないのが現状だ。だから、まずはマスコミや学校園所を通して情報を提供し、現状を理解してもらう必要がある。

しかし、いくら情報を流しても右の耳から入って左の耳から出てしまうのでは意味がないので、直接顔を合わせたうえでの人為的な働きかけが効果をもつ。前述したように、夜ふかしの改善に成功した保育所では、保育士が親とじっくり話し合うことが改善の一歩を踏み出す決め手となった。また、おやこ元気アップ！事業でも「子育てしゃべり場」での意見交換が、親たちの意識変容に大きな影響を及ぼしたと考えられる。

また、話し合うだけでなく、親が子どもと一緒に体験することも大いに効果をもつ。休日にレジャー感覚でバーベキューや鍋などをする際に、子どもに料理をさせるという東京ガス都市生活研究所の荒井研究員考案の親子料理や、親子で目標を決めて四週間にわたって実践するノーテレビチャレンジなどは、意識変容から行動変容へと移る有効な事例と言えるのではないか。

そして、こうした情報提供・意見交換・親子での体験という三つの重要な要素をすべて取り込んだ「おやこ元気アップ！事業」のプログラムは、意識変容から行動変容へと親を促すモデルとして画期的であり、実際の効果が注目される。

しかし、会社の倒産やリストラ、離婚や病気などが原因で、親が苦境に追い込まれ、親自身が生活を変えることが困難となるケースも多いと思われる。

ここで思い出すべきなのは、大人と子どもの生活がはっきりと峻別《しゅんべつ》されていた一九六〇年代までのライフスタイルだ。「夜八時になったら子どもは寝なさい」「夜八時からは大人の時間で、子どもの時間は終わり」というのがどの家でもあたり前で、テレビのチャンネル権も子どもから親へと返還されたのであった。かつてのように大人と子どもの生活を峻別すれば、たとえ大人の生活が変わらなくても子どもの生活を守ることができるのではないか。

〈ルールは親子で話し合う〉

では、大人と子どもの生活を峻別するとは、どういうことだろうか。結論から先に言えば、ルールを作るということだ。それも、親が一方的にルールを作って子どもに従わせるのではなく、親子で話し合ってルールを作るのがポイントになる。

逆に言えば、子どもたちの生活が崩れている理由はきわめてシンプルであり、ルールがないために他ならない。

たとえば、メディア漬けが子どもたちに蔓延している理由もルールがないことである。日本PTA全国協議会が二〇〇八年に実施した「子どもとメディアに関する意識調査」によると、小学校五年生の場合、「一日一時間まで」などテレビの視聴時間についてルールがないと答えた家庭が八四・三%に上ったのをはじめ、「夜九時まで」などテレビの視聴時間帯についてルールがない家庭が六二・九%、「見る番組を決めておく」など内容についてルールがない家庭が七七・四%、「食事中はテレビを消す」など視聴方法やマナーについてルールがない家庭が六三・九%で、六割から八割の家庭でテレビ視聴のルールが決められていないという驚くべき実態が明らかになっている。つまり、子どもたちがメディア漬けになっているのは、メディア視聴に関して家庭にルールがないからと言ってよいだろう。

ということは、解決の処方箋も自ずと定まってくる。まず、親子で話し合ってメディア視聴のルールを決める。それから、ルールを決めても守れるとは限らないので、守るよう努力をするということだ。幼稚園児のレベルと言わざるをえないが、メディア漬けを改善するためには「いろはのい」から始めるしかないのではないだろうか。

夜ふかし、朝食の欠食や孤食、不規則な排泄、遊びの消失についてもまったく同じである。「夜一〇時に眠り、朝七時には起きる」「朝食は七時半に親と一緒に食べる」「朝ごはんを食べたら、毎朝必ずトイレに行く」「下校してから帰宅の放送が流れるまでは外で遊ぶ」といったルールを親子で話し合って決め、それを守るように努めれば、子どもたちの生活は劇的に変わる。きわめてシンプルな話なのだ。

帰宅が深夜になるからとか、勤務が変則的だからといった理由で自分の生活を変えられないと思っている親は、子どもと話し合って、ここまでならできるというルールを作り、子どもの生活を守っていけばよいのである。

2　親子を支えるネットワーク

育ちそびれと縁の崩壊

〈「子縁」の可能性〉

これまで述べてきたように、子どもの生活の崩れを建て直すためには、親が変わらなければならない。

親が自らの生活を変える、つまり意識の変容だけでなく行動の変容にまで至ればベストだが、たとえ行動の変容にまで踏み込めなくとも、親が意識を変え、親子で一緒にルールを作って守るように努めれば、子どもの生活をある程度まで変えることができる。

親が意識を変える契機として、情報提供・親子体験・意見交換の三つを挙げたが、これとは別に親の話を聞き、励まし、支える人たちの存在がポイントになってくると思われる。祖父母や親戚であったり、学校の教師や幼稚園教諭、保育士であったり、子育てＮＰＯのスタッフであったりするわけだが、やはりいちばん強い味方は同じように子育てをしている親仲間であろう。前述したように、筆者はクラスが一緒とかスポーツクラブが一緒とかいった子どもの縁で大人がつながるネットワークを「子縁《こえん》」と呼んでいるが、ここでは親をサポートする子縁の可能性について言及したい。

〈血縁・地縁の崩壊と小一プロブレム〉

そもそも、地域社会は血縁と地縁の二縁で成り立ってきた。日本でも一九六〇年代ごろまではそうであったし、いまでも第三世界と呼ばれる多くの国々ではそうなっているが、日本を含む先進諸国ではこの半世紀の間に血縁と地縁の著しい崩壊が起こってきた。

日本の場合、崩れてきたというより、そうした関係が億劫で煩わしく、息苦しいといった理由で、二縁を壊してきたと言ったほうが適切かもしれない。血縁・地縁の崩壊は、封建遺制ともいえる家父長的な家族形態や差別意識を打ち破るという意味ではプラスの変化であったが、その一方で、地域に住む人々のつながりを分断し、密室化した家庭内での虐待や暴力、孤独死といったマイナスの現象を引き起こしてもきたのである。
たとえば、二〇〇八年三月に埼玉県三郷市で起きた児童虐待事件では、六歳の長男と二歳になる双子の弟妹が育児放棄され、双子のうち男児が餓死、女児も脱水症状などの危篤状態で入院するという惨事に至った。母親は結婚して長男をもうけたあとに離婚。内縁の夫との間に双子が生まれたが、夫が転勤で単身赴任している間に新たな交際相手ができたことから、自宅を出て近くのマンションで暮らしていた。このため、メディアからは「鬼畜の母」として集中砲火を浴び、保護責任者遺棄致死の罪で懲役六年の実刑判決を受けたが、はたして母親だけに責めを負わせば済む話だろうか。

自宅となっていた三階建ての豪邸に母親の祖母が住んでいただけでなく、近くに母親の両親も住んでいた。一家は地元に長く住みつき、近所の人たちとも顔見知りの関係であった。誰か一人でも子どもたちの異変に気づけば、幼い子どもが餓死に至ることはなかったのである。周囲に人間はたくさんいるが、つながりが絶たれている。血縁・地縁の崩壊と親子の孤立を象徴するような事件であった。

虐待事件は極端なケースだが、血縁・地縁の崩壊が子どもの育ち全般に影響を及ぼすことが明らかになったのは、小一プロブレムが認知されてからである。

小一プロブレムは小学校一年生の学級崩壊で、一九九七年ごろから全国で報告されるようになった。なかでも、大阪府人権教育研究協議会は専門のチームを作って調査研究に取り組んだが、その結果、小一プロブレムは幼児期に体験すべき生活や自然、人間とのかかわりを体験してこなかったことによる育ちそびれの現象であり、学級崩壊というよりは学級の未形成であるという結論に達した。そして、その主因として挙げられたのが、少子化・核家族化・地域社会の崩壊などを背景に、親子が孤立していることや、人とのかかわりが激減していることだった。つまり、血縁・地縁の崩壊が小一プロブレムを引き起こしていることがわかったのである。

このように、小一プロブレムという現象は、子どもが育つために人々のネットワークが必要であることを改めて浮き彫りにしたが、だからといって血縁や地縁を復活させようと呼びかけても、そのマイナス面が大きいだけに賛同する人は少ないだろう。そうだとすれば、新しいネットワークを構築していかねばならない。これが、子どもの生活や育ちを支える「子縁《こえん》」の創出が求められる所以である。

子縁を創出する

〈地域の子どもを地域で育てる〉

子縁は一義的には、子どもの生活や育ちを支える地域のネットワークだが、同時に親をサポートするネットワークでもある。そうしたネットワークを形だけでなく、実のあるものにするために、それぞれの地域でマクロの取り組みとミクロの取り組みの双方を進める必要があると筆者は考えている。ここで言う地域とは、中学校区あるいは小学校区程度の狭いエリアを想定したものだ。

マクロの取り組みというのは、その地域内にある子ども関連の団体やグループが相互に連携し、協働することを指す。高校や大学がかかわるケースもあると思われるが、中心は学校園所が担うだろう。また、それぞれの地域性に応じて、ＰＴＡや保護者会、親父の会など親たちのグループ、児童館、子育て支援センター、青少年育成団体、子ども会育成会、スポーツ少年団、ボーイスカウト、プレーパーク（冒険遊び場）など子どもの活動を支援する施設や団体・グループ、学校運営協議会や学校開放運営委員会などあらたな学校関連組織、町会や自治会など既存の自治組織などとの多様な連携や協働も図られる必要がある。

福岡県田川市立金川小学校では、地域の保育所や幼稚園と連携・協働して子どもたちの生活実態を詳しく調査し、小一プロブレムの解消に成功している。生活実態調査では、子どもたちにかつてなら生活や遊びを通して自然に身についた数量体験や言語体験、コミュニケーション体験などが乏しく、入学当初から学校での勉強につまずいていることが明らかになった。つまり、育ちそびれによる生活体験の貧困である。このため、金川小学校では二〇〇二年から低学年重視の少人数教育を導入し、子ども一人ひとりがどこでつまずいているかを丹念に見取り、わかるまで支援する取り組みを行った。学習応援団と称して親たちに授業参加を呼びかけ、「お母さん先生」として教室の端に並んでプリントの丸つけにあたってもらい、子どもたちに大好評だったという。

また、田川市は生涯学習のまちづくりを進める一環として、一九九八年から中学校区ごとに校区活性化協議会を設けている。これは、公民館や青少年育成団体、地域福祉団体などバラバラに活動してきた組織を統合し、住民一人ひとりが協議会の一員として地域活動に参加することであらたなコミュニティーづくりをめざすものだ。金川小学校のある金川校区でも活性化協議会が中心になって毎年「まつり金川」を小学校の校庭で開催し、この祭りを起爆剤にして地域の子どもを地域で育てるさまざまな取り組みを展開している。

こうした地域の子ども関連団体・グループのネットワークは、地域に住む子どもや親たちがどんな問題を抱えているか、情報を収集すると同時に、地域の親たちに子育てに必要な情報を提供する重要な役割を果たす。また、家庭や地域で問題が生じたときに情報交換しながら対処するとともに、問題が生じないように対策を講じる基盤ともなるにちがいない。

しかし、こうしたマクロのネットワークをいくら活性化しても、子どもたちの育ちを直接、支えることはできない。とくに厳しい家庭の子どもたちを救うためには、まず親たちをサポートしなければならず、そのためにもミクロの小さなつながりを無数に創っていくことが不可欠である。

〈家族単位でつながる試み〉

わかりやすい事例は新型インフルエンザが流行して一週間の休校になった際、兵庫県神戸市の親たちがとった対応である。働いている母親五人が話し合い、交代で休みをとって五家族一三人の子どもの世話をすることにした。何か事故や問題が起こっても話し合い、許し合える関係性ができていないと成立しないが、こうすれば、それぞれが平日五日間のうち一日休むだけで済み、子どもたちは「にわか大家族」の結成に大喜びである。京都府ではまったく同じ発想で、親たちが日替わりで子どもたちの勉強をみる家庭塾という試みが行われている。家庭塾はほとんどお金がかからず、経済的に厳しい家庭にはおすすめの試みと言えよう。

このように、お互いに子どもを預け合える親仲間を学区内に五～一〇家庭もてれば、いざというときに役立つだけでなく、ふだんから子どもたちが疑似兄弟姉妹のようにつきあうことで、子どもたちの育ちをサポートすることにもなる。自分の家以外の家に上がって違う生活スタイルや文化に触れ、親とは違う考えをもつ大人の話を聞き、一緒に食事をしたり風呂に入ったり、ときにはお泊りしたりすることは、子どもたちにとってきわめてエキサイティングで、貴重な体験となるだろう。

こうしたマクロのネットワークとミクロのつながりがあり、親仲間の励ましや助言、サポートがあれば、親たちは経済的に、あるいは精神的に厳しくとも、子どもの生活改善に向けて一歩を踏み出すことができるにちがいない。

仏教王国ブータンはGDP（国内総生産）が日本の二〇分の一であるにもかかわらず、GNH（国民総幸福）がきわめて高い国として注目を集めている。一方、日本は戦後、著しい発展を遂げ、世界第二位の経済大国になったにもかかわらず、多くの日本人が幸福感を感じられないでいる。人類的な課題である貧困や飢餓の問題が著しく改善されたのに、なぜ幸せになれないのか、ずっと不可解であったが、実は多くの家庭で生活が崩れ、多くの地域で人と人とのつながりが断たれたためではないのか。

もしそうだとすれば、子縁の創出は子どもたちの生活と育ちを支えるのみならず、親たちが意識を変え、幸せを取り戻す道筋にもなるのではないだろうか。

◆参考文献

今枝由郎『ブータンに魅せられて』岩波新書　二〇〇八年
岡田尊司『脳内汚染』文春文庫　二〇〇八年
片岡直樹『テレビ・ビデオが子どもの心を破壊している！』メタモル出版　二〇〇一年
清川輝基『人間になれない子どもたち』枻出版　二〇〇三年
清川輝基・内海裕美著『「メディア漬け」で壊れる子どもたち』少年写真新聞社　二〇〇九年
神山潤『「夜ふかし」の脳科学』中公新書ラクレ　二〇〇五年
神山潤『ねむり学入門』新曜社　二〇一〇年

新保真紀子『小1プロブレムの予防とスタートカリキュラム』明治図書出版　二〇一〇年
新保真紀子『「小1プロブレム」に挑戦する』明治図書出版　二〇〇一年
瀧井宏臣『こどもたちのライフハザード』岩波書店　二〇〇四年
瀧井宏臣『「教育七五三」の現場から』祥伝社新書　二〇〇八年
中村和彦『子どものからだが危ない！』日本標準　二〇〇四年
中村和彦『運動神経がよくなる本』マキノ出版　二〇一一年
子どもとメディア研究会「生き生き家族が戻った！」二〇〇二年
日本学校保健会「児童生徒の健康状態サーベイランス事業報告書」二〇〇六年
日本ＰＴＡ全国協議会「子どもとメディアに関する意識調査」二〇〇八年
日本レクリエーション協会「文部科学省委託事業『元気アップ親子セミナー』平成二十年度実施報告書」二〇〇九年
ベネッセ教育研究開発センター「第3回幼児の生活アンケート報告書」二〇〇六年

付記　東日本大震災の被災地より

「スマトラ沖大地震後の大津波に際して、ゾウたちは懸命に高台に向けて走ったが、必ずしもすべてのヒトはそのような行動をとってはいない。ヒトは「地震↓津波↓高台へ」を学習しなければならなくなった。ヒトは動物として生きるための勘、あるいは精度を失っているのである。」これは神山が拙著『「夜ふかし」の脳科学』のあとがきに書いた一文だ。二〇一一年三月一一日、その地震と津波とさらには放射線が日本を襲い、日本人も、「地震↓津波↓高台へ」を身をもって学習することになった。その後われらカッサンドラの仲間六人のうち神山、井出、加藤の三人が時期や期間は異なるが被災地に入った。現地に入り、あらたに見えてきたこと、現地に入らなければ見えなかったこと、またこれまでの思いをさらに後押しされたこと、今後の展望などを三人がそれぞれまとめた。

思考停止からの復活

筆者が所属する公益社団法人地域医療振興協会は　宮城県の女川《おながわ》町立病院の経営を二〇一一年四月から受託することになっており、震災前からすでに職員が数名準備に入っていた。町立病院が甚大な被害を受けたとの情報に基づき、筆者は協会の一員として女川町立病院支援のため被災後八日目の三月一八日にヘリで女川に入った。地域医療振興協会とは全国のへき地医療を支援している公益社団法人で、筆者は二〇〇四年から所属している。

町の惨状については言葉もない。被災地内からの視点は報道でみる視点と「画像」としては同じだが、まったく違う。音があり、匂いがあり、寒さがあり、乾燥があり、足底には瓦礫の凹凸が感じられ、しかもその風景には終わりがない。当たり前だが写真のような枠がないのだ。その差異はいくら「画像」をお見せしても伝わるまい。そしてもう一つ初めての体験があった。これまで涙は「悲しみ」や「哀しみ」「切なさ」等々の感情が心を占め、ジンときてから出てきた。しかし今回は違った。街をかつての景勝地から遠望したとき、いきなり涙が出てきたのだ。辺縁系を介さずいきなり涙が出た。心がジンとする間はなく、直接にガンとやられ、涙が出た。動物的な涙、とでもいうのであろうか、初めての不思議な体験であった。

避難所訪問に同行してくださった看護師さんはまだローンを五年しか払っていないご自宅を流されたという。「今はみんなと一緒にいたい」と気丈に明るく振舞っていた。「まだ現実を正視する勇気がないんです。いつかはちゃんと見なきゃいけないことはわかっているんですけど」そうニコニコとおっしゃっていた。彼女は避難所を回る途中の道々で、ここは秘密のきれいな砂浜、ここはサンマ祭りの会場、ここからの眺めは最高だった、穏やかでいい街でしょう、と話をしてくれた。話すことが多少とも彼女の気持ちの負担を和らげることになるとでもいうように彼女は饒舌だった。女川で復興祭りのどんちゃん騒ぎをやろう、キレイになったら砂浜で泳ごう、花火をしよう、と励ましあった。いつか必ず実現させたい。立花隆氏は『文藝春秋』二〇一一年五月号で今回の大災害と戦災、現在の避難状況と敗戦後の引き揚げまでの収容所生活との類似性を述べた

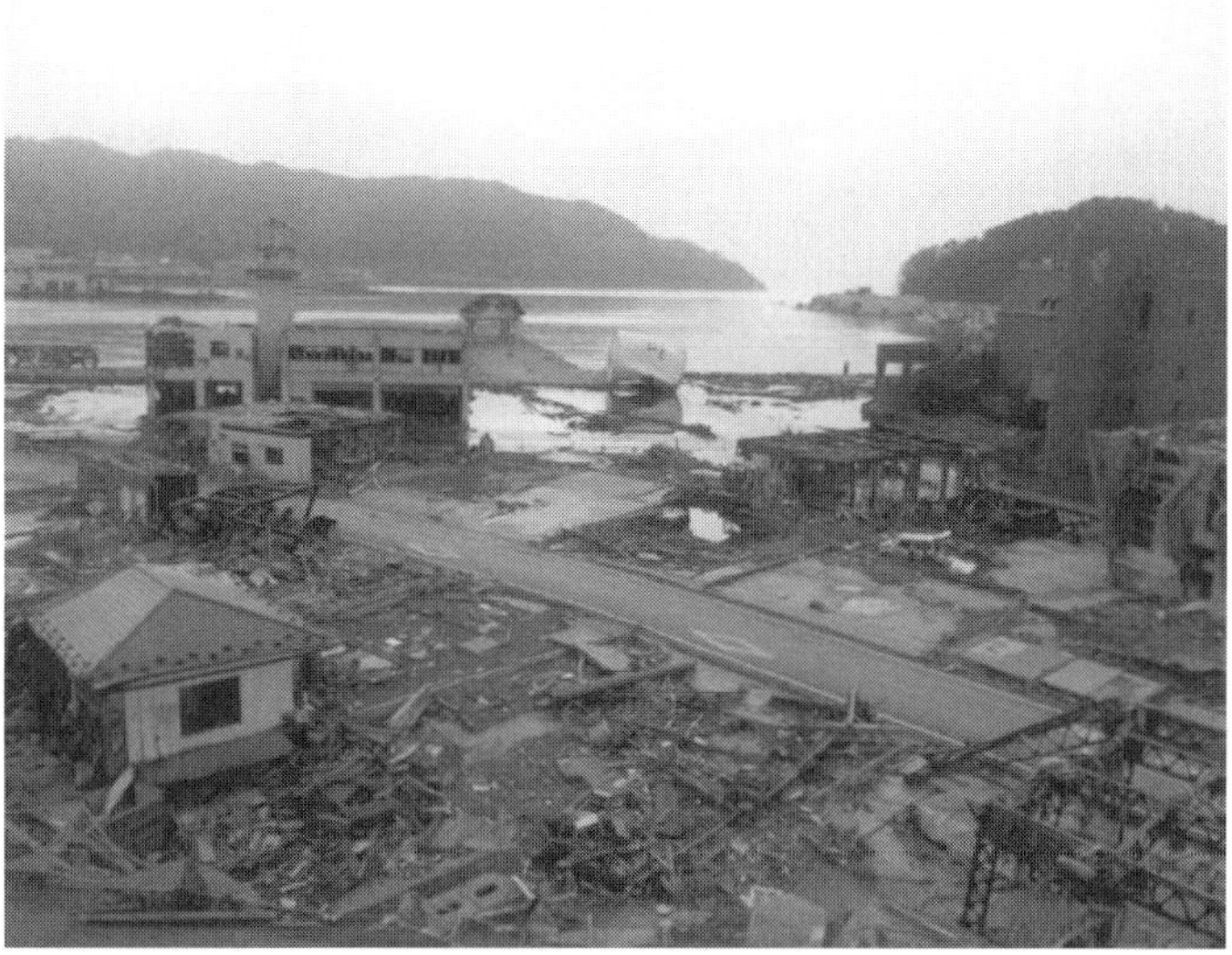

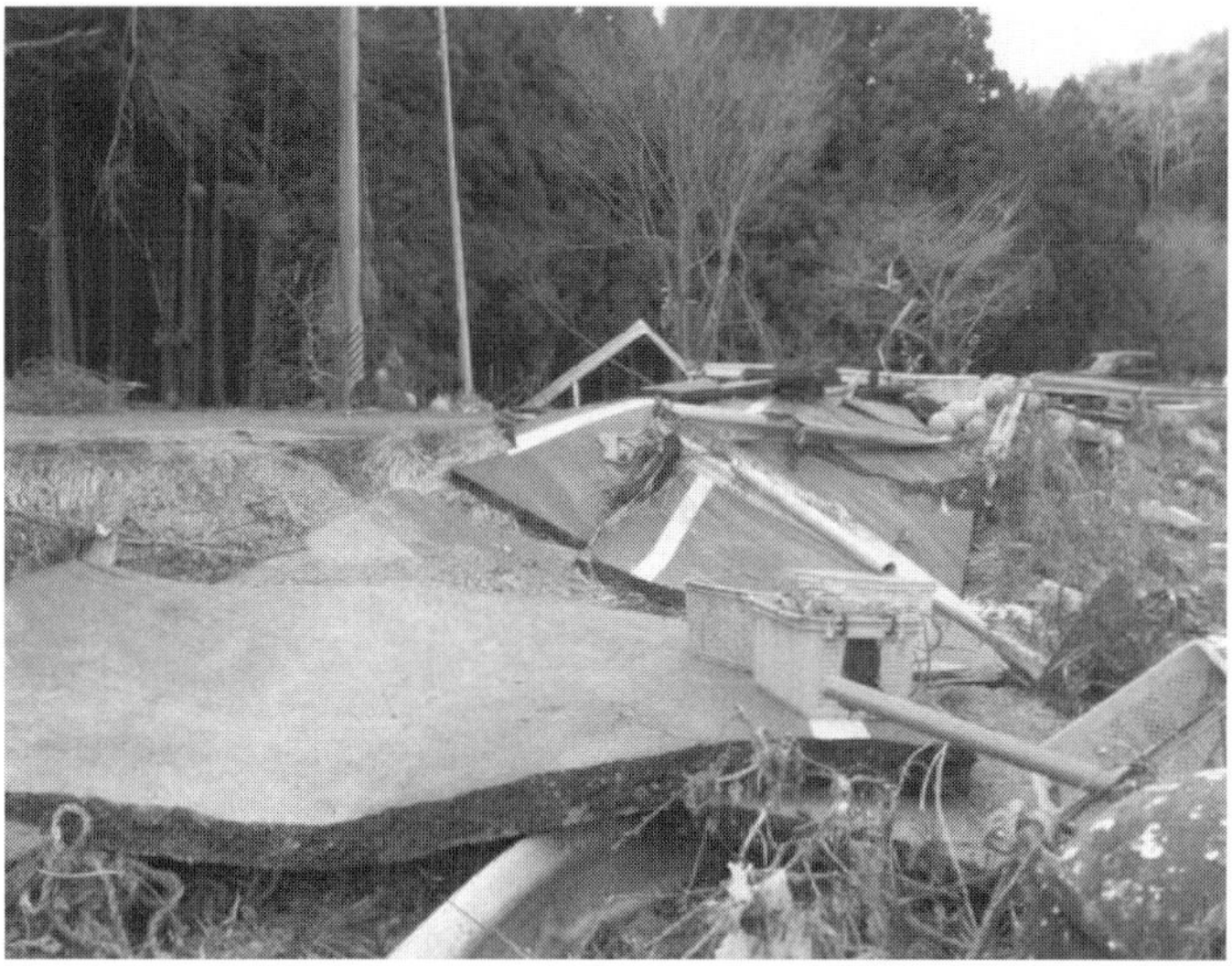

うえで、その体験が「心的外傷後ストレス障害（PTSD）」をもたらすと同時に「外傷後成長（post-traumatic growth：PTG）」をもたらす可能性を指摘している。実際阪神淡路大震災時に小学生であった被災者がいまや大学生となって、当時の体験を必ずしも苦難とばかり受け止めているのではなく「いい思い出」にしている場合が決して少なくないのだそうだ。立花氏は空襲体験、ヒロシマ・ナガサキ体験、オキナワ体験についてもPTGが作用している可能性を指摘している。将来の「快」が今の人間には必要であるに違いない。女川に限らず被災の想い出を語れるようになる日、すなわち快が一日も早くやって来るよう努力したい。

女川では筆者は検視には携わっていない。ご遺体に近くで接したこともなかった。直接に「死」を間近に体験したわけではない。しかし女川で筆者がかかわった方の多くが御家族の喪失を体験していたそうう。あったのは死ではなく喪失。それも未だ実感できていない喪失であった。これまで筆者自身も体験したことのない感覚であった。一瞬で生じた喪失の結果もたらされたのは、感覚的には受け入れられない、実感できない、頭で理解するよりいたしかたのない死であった。そういえば、三日間の滞在中、野良猫も見かけなかった。

強烈な体験は思考停止をもたらす。実は筆者自身被災地から戻ったあと実際に思考停止を体験した。茫然とした日々がしばらく続いたのだ。女川では多くの男性が日がな薪を割っていた。確かに炊き出しに必要な薪割は重要だ。その姿は真剣そのものだ。しかし当時筆者は何か釈然としないものを感じていた。その違和感は、自身の思考停止の体験から、彼らが思考停止に陥っていたせいではないかと感じている。単純作業に打ち込むことで、現実直視から逃れられるのだ。無意識にせよ、精神衛生上の自己防衛を図っていたのであろう。ヒトという動物がもつ生物学的特性のなせる技に違いない。ただしいつまでも思考停止しているわけにはいかない。一刻も早く思考を開始しなければならない。今は国のかたちが問われているのだ。

何気なく感じていて、いつまでも無限に続くかのような錯覚に捉われていた日常が、いとも簡単に破壊されることを目の当たりにした今、これまでのあり方、考え方、常識のひとつひとつを、先送りせずに真剣に見直さねばなるまい。今この瞬間は、江藤淳氏が一九七〇年に「ごっこの世界」と批判した戦後民主主義から日本が脱皮し、成熟した社会に生まれ変わる、ある意味最後のチャンスなのかもしれない。従来の価値観に縛られない、自由な発想が是が非でも必要とされているのだ。再考を求められているのは、陽光剥奪社会（a bright light-deprived society：農耕狩猟を生業にしていた時代に比べ、現代社会では昼間に浴びる光がきわめて少なくなっているというモントリオールのマクギール大学教授ヤング博士の造語）であり、電力（エネルギー）依存型社会であり、高炭素社会であり、夜型社会（a bright night society：明るい夜。筆者の造語）であり、天動説的人間至上主義であり、サイエンス至上主義であり、24時間365日休みなく活動している社会（24/365 society）であり、動物性（生物性）を軽視（無視）した社会（an animality-ignored society）であり、人智に絶対的信頼をおいてしまった社会であり、便利追求社会ではないだろうか。逆に真剣に検討すべきは地動説的自然中心主義であり、生体時計を考慮した社会（biological clock-oriented society）であり、低酸素社会であり、寛容な社会であり、自然エネルギー依存型社会であり、エピローグでも述べた「身体感覚（四快）と密接に結びついた行動規範を取り戻した社会」ではないだろうか。

ただ、今日本中に溢れている「がんばれ！」のキャッチフレーズには危険を感じている。危険の中身は二つ。極端な画一化に向かう危険と、がんばりすぎると早晩燃え尽きる危険の二点。「あまりがんばりすぎずに肩の力を抜いていきませんか?」を最近筆者は強調している。香山リカ氏が指摘するように「がんばり続けるためにも、がんばりすぎてはいけない」（『文藝春秋』二〇一一年五月号）のだ。でも一所懸命精一杯、各自ができることをできる範囲でやろう。それから忘れてはならないのがアオイクマ（あせるな、おこるな、いばるな、くさるな、まけるな）。物まねで有名なコロッケさんの熊本のおばあちゃんの言葉だそうで、筆者の座右の銘でもあり、筆者が管理者の病院のロゴでもある。

四快《よんかい》を求めよ、が本書の主張であったが、被災地での四快の確保は本当に大変だ。今あらためて四快の重要性を指摘、認識することになってしまった。そして被災地だからこそ、被災したからこそ快を求めたい。その際五つ目の快にあたる「笑」がヒントになるかもしれない。笑いの効用は医学的にも実証されつつある。麻酔導入時にピエロがいることで、子どもたちの不安が減少したこと、ピエロ的な介入は高齢者、精神科患者、認知症患者についても好影響を与えることが指摘されている。笑いはストレスの指標であるコルチゾールレベルを低下させ、NK細胞（白血球として体内を循環、ガン細胞やウイルス感染細胞等の異物を見つけると攻撃する）の活性を高める。「笑いはストレスの解毒剤」「患者さんにはこの解毒剤を定期的に使う必要があることを常に伝えなければならない」とする研究者もいる（Schor J. Emotion and health: laughter really is good medicine.（感情と健康：笑いは素晴らしい医療）Natural Med J 2010;2:1-4）。被災地に笑顔を届けることの重要性をこれまで以上に強く感ずる。

花火には鎮魂の意味もあると聞く。全国の花火が、一人でも多くの被災者の方々に快を想い出し、感じていただくきっかけになればと願ってやまない。この夏、被災地の方々は、一瞬でも笑って花火を見上げていただけただろうか。

（神山　潤）

災害時のビタミン・ミネラル・食物繊維の重要性

三月一一日東日本大震災が発生。翌週、農林水産省や自治体に連絡をとり、当時の勤務先の食品を支援物資として提供したい旨をお話しした。交通事情やガソリンの不足、自衛隊駐屯地の倉庫が一杯になっているなどの事情があり、連絡を取り始めて一〇日後に、ようやく、米軍横田基地を通して、岩手県花巻市と宮城県仙台市へ、支援物資二二万八〇〇食を送ることができた。勤務先（グローバル企業）の海外からも、支援物資を送りたいという申し出があったのだが、首相官邸に電話したところ、「その件は厚生労働省に」と言われ、厚生労働省に電話すると「検疫所へ」と言われ、検疫所に電話すると「税関へ」と言われ、税関に電話すると、「港によって管轄が違います」との回答だった。検疫所や税関には英語の申込書もない、ということで、国内の物資を送るだけでも苦心している中、海外の物資までは手配を組むことができず、断念した。ようやく一〇日後に国内物資を送ることができたので、もう一度首相官邸に電話したら、電話に出た方の話では「被災者の人は国産がいいと言っています」「もう食べ物は充分あります」（二〇一一年三月二三日時点）との回答だった。海外からの支援物資を送ることは、その時点であきらめた。その一カ月後には、第二弾の、国内からの支援物資二三万九七〇〇食を、宮城県石巻市や、山梨県笛吹市（福島県南相馬市の方々が避難していた自治体）へ送ることになる（後述）。

食糧に困っている方へ、食糧を提供する仕組みの一つとして「フードバンク」というものがある。直訳すれば「食糧銀行」となる。食品業界では、流通できなくなる商品が出る場合が必ずある。たとえば缶詰の缶がつぶれてしまったり、賞味期限が迫ってきていたり、冬向けの商品なのに夏まで残ってしまったり、など、中身は問題なく食べられるものの、商品としての流通価値が失われたものである。このような商品を、ＮＰＯのフードバンクに託し、フードバンクは、国内で食糧に困っている福祉施設や母子施設などに運搬する。このフードバンクの取組みは、米国では四〇年以上前から継続しており、このフードバンク活動を、一〇年前に日本で始めたのがＮＰＯセカンドハーベスト・ジャパンである。当時の勤務先のグローバル企業では、米国本社が二七年前から年間一〇億円以上の寄付を行っており、日本でも同様にできないかという話になり、二〇〇八年から寄付を始めた。二〇〇八年には二トン、二〇〇九年には二・五トン、二〇一〇年には三トンの食糧を手配した。

四月二〇日、セカンドハーベスト・ジャパンのトラックで、福島県いわき市へ生活物資を運ぶという。ボランティア休暇をとり、このトラックに一緒に乗っていくというお願いをしていた。だが、勤務先で「原発から八〇キロメートル圏内に立ち入ってはいけない」という規定が震災後に制定されていたため、確認すると、いわき市は八〇キロ圏内に含まれている。泣く泣くあきらめた。その代わり、福島県へ運搬する支援物資の仕分け作業をお手伝いさせていただいた。支援物資の中継基地となっている横浜の、ある会社では、通信社の取材を受けて関西の地方紙などに取り上げられたこともあり、関西はじめ全国から支援物資が集まってきていた。ただ、冬物も多く、すでに春が近づいている被災地では、もう使えないかも……というものもあった。同じ肌着でも、たとえば「女性用でＬサイズかそれ以上大きい肌着が不足している」、あるいは「タオルは間に合っているけど、ミニタオルやハンカチが足りていない」など、より細かい支援物資のニーズをつかむ

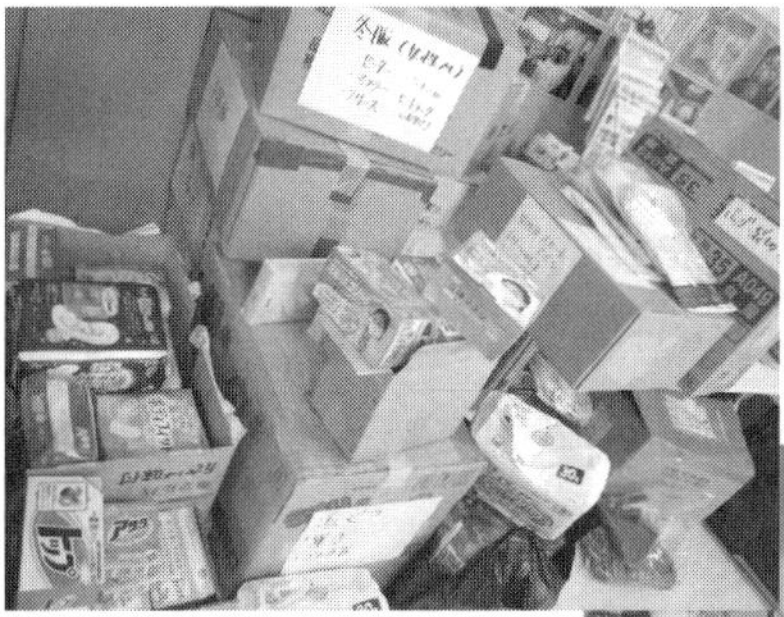

支援物資は
「一品目，一段ボール」に

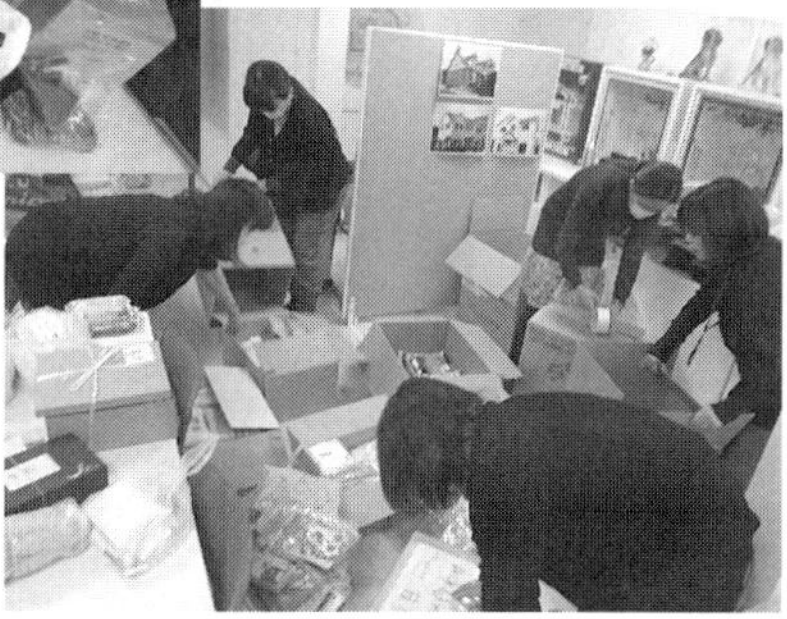

仕分け作業には
たくさんの人手が必要

ことが必要だと感じさせられた。ダンボール箱には、品目がバラバラのものがいっしょくたに詰められているものも多く、たとえば女性の生理用品と食品が一緒に入っているものなどは、そのまま被災地へ運んでしまうと、被災者の方の負担を増やしてしまう。そこで、「一《いち》品目、一《いち》段ボール」を原則にして、詰めなおすという作業を行った。また、詰めなおしたダンボールには、わかりやすいように、A4の紙一枚にフェルトペンで、内容物とサイズを明記していった。当日は、六、七人で手分けして行ったが、これだけの作業でも、なかなか手間取ることを実感した。

四月中旬に、「宮城県の避難所で、栄養不足が深刻化」という報道を見た。すぐに宮城県庁の緊急災害対策本部へ連絡し、「ビタミンとミネラルが強化され、食物繊維を含んでいる食品があるので、よかったら送ります」旨を伝えたところ、「すぐに送ってください」とのこと。四月二五日に、支援物資二三万九七〇〇食の大半を手配させていただいた。このうちの大部分は、震災からしばらくの間支援物資の保管場所となっていた石巻市の石巻運動公園へ、一部はセカンドハーベスト・ジャパンの倉庫へ運ぶことになった。また、南相馬市の方々が山梨県の笛吹市に避難されており、そこで支援物資が不足しているという声を、四月二〇日の支援物資仕分けボランティアで聞いていたので、山梨県にもお送りした。

翌四月二六日、セカンドハーベスト・ジャパンの四トントラックに、前述の支援物資とセカンドハーベストからの生活物資を積んで、夜中の一時半に石巻市へ向けて出発した。夜に出て運転するほうが、道が混んでいないということだった。朝六時過ぎに、石巻市内に到着。まず、震災後、三月末ごろから毎日やり取りしていた、ILSI JAPAN（イルシージャパン・国際生命科学研究機構）で知り合っていた、石巻専修大学学長の坂田隆先生のところへご挨拶に行った。石巻専修大学は、校舎がしっかりしており、大きな被害は受けていなかった。キャンパス内にはボランティアセンターが設置され、NGOピースボートのボランティアの方たちも大勢来ており、キャンパス内にはテントが数百以上あると見られた。石巻専修大学には、生活物資と食料品の倉庫があり、食料品に関してはトラックから降ろす作業をおこなった。

坂田先生に伺ったところ、被災した際の栄養状態についての問題点を教えてくださった。たとえば、避難所で出される食事は、ナトリウムに関してみると、ナトリウムの摂り過ぎの食事（たとえば塩むすびと魚の缶詰）と、摂らなさ過ぎの食事（菓子パンなど）、と極端に分かれる。あるいは、避難所の食事は炭水化物が中心で、たんぱく質が不足しているので、自分自身、筋肉量が落ちたのを感じる、学内の階段を昇り降りするのが疲れる、とのことだった。坂田先生は、山形県内でビタミンとミネラルのサプリメントを購入してきて、被災している教員や学生

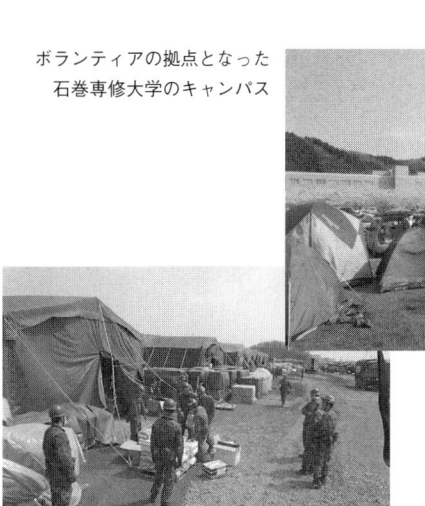

ボランティアの拠点となった
石巻専修大学のキャンパス

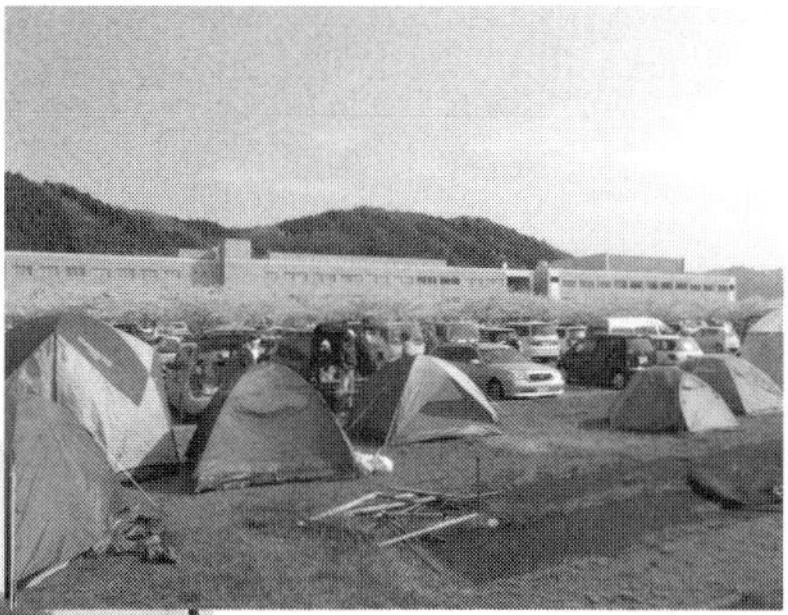

到着する支援物資の
仕分けの割り振りに備える

に摂取してもらったそうで、たとえば、顔にできているできもの（皮膚の荒れ）などが、ビタミン・ミネラルの摂取によって治るなど、不足している状態での摂取が顕著に効くことを実感された、とのことであった。今後は「しのぐための栄養学」が必要となるのではないか、とおっしゃっていた。平常時ではなく、有事のときには、食事のバランスが崩れがちである。そのような状況で、できる限り栄養不足にならないよう、どう切り抜けていくか、ということである。

次に、石巻運動公園に向かった。ここでは、地元の石巻市役所の方はじめ、自衛隊や全国の消防団が集まり、支援物資の仕分け作業や割り振りなどを行っていた。運動公園内は、地面がどろどろだった。区画ごとに、たとえば「1番区画は紙おむつ」「8番区画はコメ」などと区分されており、その区画ごとに距離が離れているので、トラックで少しずつ移動しては、生活物資を降ろす作業をおこなった。トラックの中も物資ごとにダンボールが仕分けされているわけではないので、なかなか作業に手間取り、全部降ろすのに二時間ぐらいかかった。

石巻運動公園を出て、石巻港、鹿妻《かづま》地区の方へ、トラックを走らせると、そこには、全壊した住宅が立ち並んでいた。車は田んぼの中でひっくり返っており、車両のへしゃげ具合が津波の恐ろしさを物語っていた。言葉を失うほどであった。


今回の大震災を経て、被災地へ実際に足を運んだり、被災者の方に話を聞いたりして感じたことは、報道では、現地の臭いまでは感じられないということがまず一つ目である。川で魚が腐った腐敗臭や、がれきの臭い、風呂も入らずに支援活動を続けるボランティアの方々の体臭など。被災地から離れたところで映像や写真を見て、それだけでわかった気になってはいけないと肝に銘じた。

また、二番目には、避難所での食事の、ビタミン・ミネラル・食物繊維不足である。今回の震災の避難所は半径五〇〇キロメートルの範囲に及ぶので、避難所によって食事はさまざまだが、塩むすびと菓子パンがメインになっているところでは、一日の食事が「菓子パン六個」という例もあった。また、一日にソーセージ三本でしのいでいるという事例も、現地で支援活動をしているNGOの方から聞いた。被災食（支援物資）は、どうしても炭水化物が中心になってしまう。震災直後はエネルギーが枯渇した状態なので、まずはエネルギー重視ということで方向性は合っているが、震災後、日にちが経っていくごとに、それだけでは健康な状態を保てなくなる。炭水化物だけではなく、たんぱく質・脂質も合わせた三大栄養素や、ビタミン・ミネラルまで含めた五大栄養素、食物繊維などの要求度が高まっていく。精製した穀物だけでは、ビタミン・ミネラル・食物繊維は不足してしまう。

そして三番目には、排泄の困難さである。運動量が減り、食事で食物繊維が不足していること、水分が不足していることはもちろん、トイレの環境が悪く、トイレが離れたところにあって我慢してしまい、便秘になる人もいた。便秘を治そうとして便秘薬を使い、下痢になってしまっている人もいると、気仙沼で活動した、ＮＰＯ日本トイレ研究所代表理事の加藤篤氏に聞いた。避難所の食事として、あるいは震災などの自然災害に備えての保存食として、ビタミンやミネラル、食物繊維を備えたサプリメントや栄養機能食品、健康食品を活用することは必須ではないかと感じた。特に、野菜や果物、海藻類や、きのこ類など、食物繊維やビタミン・ミネラルの豊富な食材が手に入りにくい状況では、サプリメントや栄養機能食品を活用することで、少しでも避難所の人々の栄養状態を改善することができるのではないかと感じた。

（井出留美）

生きるための排泄を考える

私が所属する日本トイレ研究所は、東日本大震災の発災以降、被災地でのトイレ支援の重要性やトイレ環境改善に求められる情報を、主に被災地支援にかかわる方々に向けて発信してきた。また、二〇一一年四月二日に千葉県浦安市、四月三日〜五日には岩手県大槌町、釜石市、陸前高田市、宮城県気仙沼市においてトイレ調査を実施した。さらに、四月二九日〜五月一日は当研究所の会員約三〇名でトイレ掃除隊を編成し、気仙沼市の避難所で、衛生面に配慮したトイレ掃除と避難者へのヒアリングを実施した。

本稿では、被災地のトイレ・排泄の現状を報告すると同時に、生きていくための排泄の大切さを考えることとしたい。

トイレ支援の必要性

災害時に必要なものとしてすぐに思い浮かぶのは、水と食料である。避難所であれば、それに続いて、医薬品、毛布、衣類などであろう。そのとき、忘れられがちなのがトイレだ。発災直後は、安全の確保や安否確認等が最優先となるが、やがて尿意・便意をもよおすことになる。阪神淡路大震災のとき、神戸の主婦グループが「地震後、何時間でトイレに行きたくなったか」というヒアリングを実施したところ、一〜三時間後に集中していることがわかった。私たちは、食べることはガマンできても排泄はガマンできない。水洗トイレは、断水や給排水管の損傷により使用できない場合がほとんどである。そのため、水の流れない便器に大小便が溜まり、劣悪な環境となってしまうこともある。穴を掘って仮囲いするだけの応急的なトイレをつくることも必要になる。

避難所においては、寝るときも食べるときもすべてが同じ場所での生活となるため、トイレは唯一ひとりになれる場所でもある。安心して排泄できるトイレ環境を確保することは、生理的にも精神的にも重要な課題である。トイレ支援は、食料と同じレベルで検討すべきであり、食べることと出すことをセットで支援することこそ、本来の姿である。

避難所でのトイレ対応

私が訪れた避難所の多くは、発災直後に以下の方法でトイレ対応を行い、数日後に仮設トイレが設置された。

- 周辺（川・沢・井戸・プール等）から水を確保し、バケツで水洗トイレに流す
- 水が出ないトイレ内でビニール袋に新聞紙等を敷いて排泄し、保管する
- 周辺に穴を掘れる場所があれば、仮囲いをして応急的なトイレをつくる
- 水を必要としない携帯トイレや簡易トイレ等（写真①②）を使用する

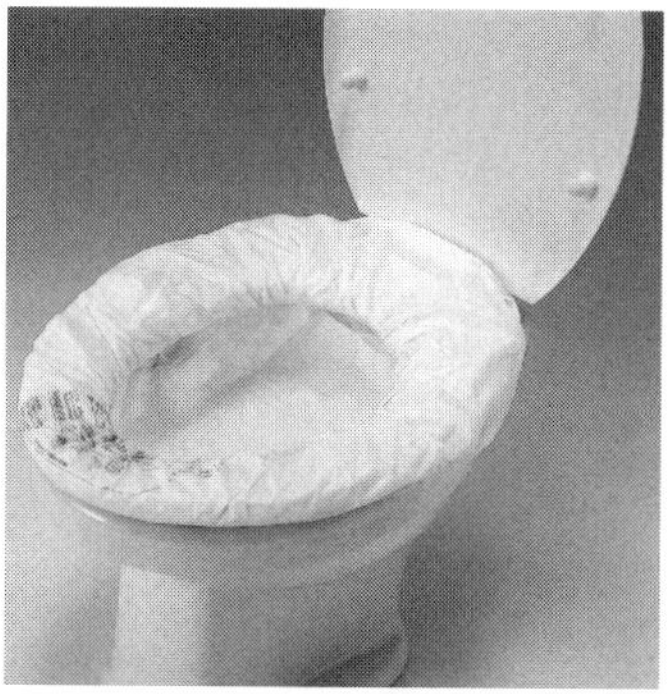

写真①　携帯トイレ

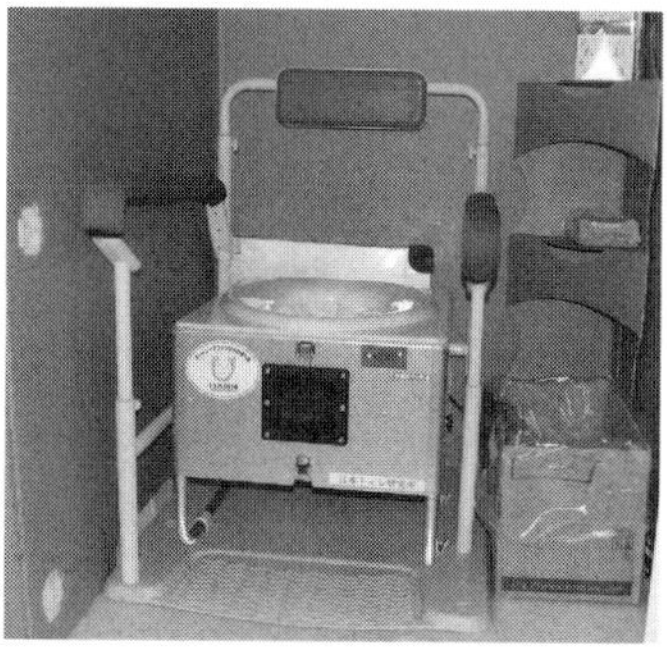

写真②　簡易トイレ

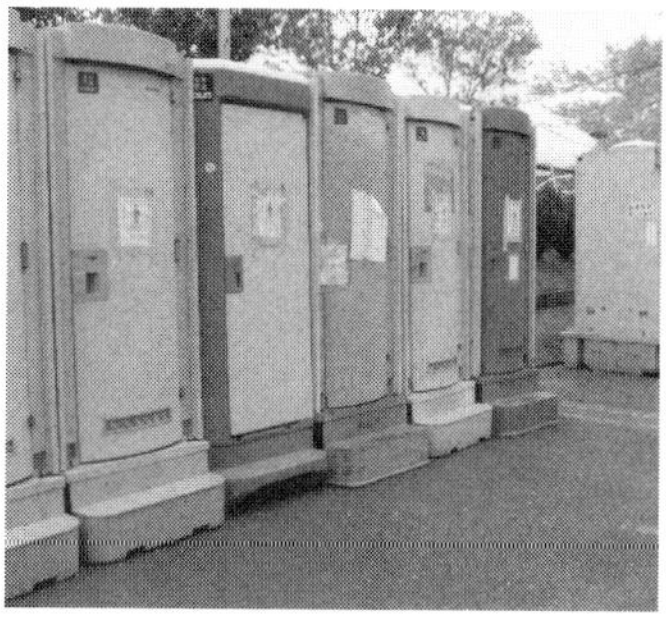

写真③　仮設トイレ

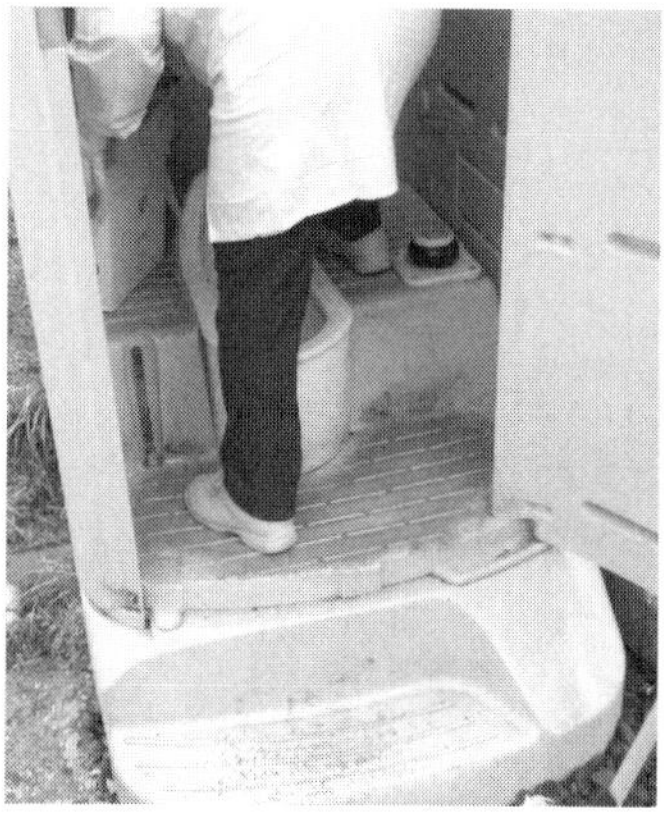

写真④　段差のある仮設トイレは足腰が弱い人には使えない

避難所に設置される仮設トイレのほとんどは工事現場で使用しているトイレである（写真③④）。このトイレは、大小便を便器下のタンクに溜めるようになっており、満杯になったらバキュームカーで汲み取る必要がある。新しいタイプのものはペダルを踏むと便器にコップ一杯分の水が流れるが、古いタイプは、ボットン式で便槽に溜まっているものが丸見えである。和式で段差があるものが多いので、お年寄りや足腰が弱い人等には厳しい。夜間は暗くて怖い。また、狭い、ガタガタと揺れる、くさい等の理由で仮設トイレは敬遠される。このようにトイレが不快であると、私たちはトイレに行く回数を減らすため、水分や食事を摂ることを控えてしまう。そうすると、体力低下や免疫力低下につながり、インフルエンザや胃腸炎等の感染症にもかかりやすくなる。一定の尿量を確保しないと、尿路感染症や腎不全の危険性もある。さらに、脱水症状や静脈血栓塞栓症（エコノミークラス症候群）になることも危惧される。新潟県中越地震では、静脈血栓塞栓症で命を落としている人も少なくない。

避難者の声

気仙沼市の避難所において、子どもから高齢者まで の男性三三人、女性五三人の計八六人からトイレ・排泄に関する意見を聞いた。

そのなかで、一〇歳未満の子どもたちの主な意見を紹介する。

「トイレをかわいく行きたくなるように作りかえられたらいい。トイレに絵を描きたい。夜、トイレに行くのが怖くても大人には頼らない。」（女子）

「混んでいるので使いたくない。外の草むらでしている。うんちはたまに友人の家に遊びに行った時にトイレを借りている。」（男子）

「流してなくてうんちが残っていた、落書きがある、我慢している、ドンドン叩く怖い、混んでいる、恥ずかしい、うんちは出るが毎日ではない。」（女子）

知らない大人たちとの共同生活が、子どもたちにさまざまなストレスを与えているのがよくわかる。「大人に頼らない」というコメントからは、親がそばにいない、もしくはいたとしても心配をかけられないので、頼りたくても頼れない、という心情が読み取れる。また、「ドンドン叩く怖い」というのは、使用を確認するためのノックだと思うが、見知らぬ相手からのノックは恐怖として感じるのだと思う。大人でさえも、屋外の仮設トイレに入っているときに、外から扉をドンドンと叩かれたとしたら不安に感じるであろう。

現場で「トイレを作りかえたい、トイレに絵を描きたい」という言葉を聞いたとき、ささやかでもいいから何か一緒にできることはないかと考えた。絵を描くことは実現できなかったが、私たちが持参したトイレマナーアップステッカーを一緒に貼ることにした。いろいろな人の意見を取り入れて改善していくことがトイレを快適な場所に変えていくことにつながるのだと思う。

トイレ環境の改善に向けて

排泄は、生きるための生理的欲求であり、頭で考えて理屈でするものではない。心理的な部分が大きく影響する。そのため、不快で使いづらいトイレ環境、トイレが怖いという恐怖心、行きたくないというストレス等は、私たちの健康的な排泄リズムを乱し、排泄欲を奪う。食べない、飲まない、ということにつながっていく。本書では、寝て、食べて、動いて、出す、という「快」を求める大切さを伝えることが目的だが、トイレが不快で安心して排泄できなくなると、私たちは食べることを控えてしまい、そのため思うように行動できなくなり、眠れなくなるという悪循環に陥ってしまうのである。

私は最初に被災地に入ったとき、瓦礫で埋め尽くされた町並みから受ける喪失感、知人の安否がわからない不安、余震で感じる恐怖により、今までにないストレスを感じた。そのときは、ストレスというより強い不安が連続的に身体に刻まれる感じだった。このような精神状態に加え、使用するトイレが仮設トイレとなるため、排泄欲は失われ、むしろ出ない方がありがたいと思うほどだった。実際、快便には程遠く、身体が一生懸命に働き、何とか排泄してくれているという状態であった。ほんのわずかな期間ですら、身体への影響は大きい。発災後三カ月が経っても、避難者に仮設トイレの使用を強いている現状を深刻に受けとめなければならない。仮設トイレは工事現場での使用を目的につくられたトイレであり、生活の場に設置するものではない。発災直後に応急的に配備するという意味では、仮設トイレは効果的であるが、長引く避難所生活においては段階的な改善が求められるし、災害時のトイレのあり方を根本的に見直すことが必要である。

　排泄は、日常の極みであると思う。そうであるなら、日常を取り戻すためには、安心して排泄できるトイレ環境が不可欠である。また、トイレ環境の改善は「快便」への第一歩であり、快食、快眠、快動につながる近道のはずだ。被災地のトイレ環境の改善がすすみ、それが本来の生活を取り戻すこととなり、復興につながることを祈っている。（加藤　篤）

エピローグ　われらカッサンドラとなりて

異分野異業種われら六人の主張。読者はどのように受け止められたであろうか。

六人は、さまざまなかたちで個々に活動している。しかし各運動がそれぞれ大きくなるにつれて共通した課題にも気づき出している。運動の規模が大きくなると、われもわれもと掛け声ばかりに多くの方々が群れ集まるようになり、本意の理解が十分でない方も多く参画するようになり、いつのまにやら手段が目的化してしまうのだ。文部科学省の「早寝早起き朝ごはん」運動がいい例だが、当初から趣旨を理解して参画していた方々は別にして、一部の学校の先生方が早起き率や朝ごはん率の比較に走り、そのために子どもたちを叱咤激励する、という事態が起きている。「早寝早起き朝ごはん」は目的ではない。単なる手段にすぎなかったキャッチフレーズが、いつのまにか目的となり、本来の目的であるべき子どもたちの様子の観察、子どもたちの元気さの評価がなおざりにされてしまっているのだ。

大人が線路を引いては意味がない

たしかに寝ること、食べること、排泄すること、運動することを評価することはある意味簡単にできよう。しかしこの運動の背景にあった思いは、元気で創造性に富み、常に未来への希望に胸を膨らませている子どもたちの笑顔が満ちあふれる社会の確立であったはずだ。しかし手段の目的化は、大人の自己満足のための方策にいつしかすり替えられ、子どもたちから考えることを奪ってしまう危険をわれわれは感じている。

大切なのはリテラシー。そのために大人がすべきは「指導」ではなく、見守りと大きくずれたときの軌道修正にすぎない。線路を引いてはダメなのだ。しかし、ともすれば大人は線路を引きたがる。大切なことは子どもたち自身に線路を引いてもらうことだ。教師の指示のままに行った「早寝早起き朝ごはん」は、教師の興味、あえて悪しざまに言えば利益誘導（予算措置）が次に移った瞬間霧散しよう。リテラシーを身につけた子どもたちが自ら考え行動すると、その結果は自然と「早起き、早寝、朝ごはん、朝うんち」にならざるをえないことは生物学的に明らかだ。

実際「いろいろ試して午前中に眠くならないようにしてごらん」の一言で生活習慣が一変した小学校六年生もいる。むろん小学校低学年ではこのような行動変容は難しいかもしれないが、小学校低学年の子どもたちは彼らなりにすばらしい。ご両親に対し素直な疑問をぶつけてくれるのだ。「うちのお父さんお母さんは夜ふかしなんですけど」。そんなときには筆者は全面的に応援する。「お父さんお母さんに夜ふかしをよくないみたいだよ、と言ってあげて」。彼らは目を輝かせて言ってくれる。「ハイ！」

お子さんに言われると親は弱い。大人に行動変容を求める際の有効なターゲットはこのあたりにあるかもしれない。

人間は教育することでいかようにも変えられるという信念をおもちの教育者の方は決して少なくない。しかしわれわれは、「ヒトは動物」であり、動物の生理に反した教育には無理がある、と申し上げたいのだ。ヒトという動物の生理に根差した教育を、小学校低学年からしっかりと行うことがなにより重要だ。

話をリテラシーに戻そう。リテラシーという過程を省略した「早寝早起き朝ごはん」指導は百害あって一利なしだ。早起きをすすめる一方で、塾等も含めた子どもたちの夜間の外出機会を減らさなければ、子どもたちは必然的に睡眠不足に追いやられる。そうなれば、教師が報告する早起き率、朝ごはん率は上昇、教師は喜ぶが、子どもたちは午前中から授業中に居眠りだ。実際中学校で「早起き早寝朝ごはん」の講演後、校長先生に「公教育の充実で塾通いを減らすことが大切ですね」と申し上げたところ、「ハッハッハ、無理ですわ」と一笑に付されたことがある。嘆かわしい、を通り越してあきれ果ててしまった。彼に教育者の資格はあるのだろうか。

さらに驚いたことがある。「疲れてもがんばれ！」これは八〜一四歳向けのドリンク剤（リ〇ビ〇ンジュ〇ア）に書かれていた宣伝文句だ。子どもたちを疲れてもがんばらせ、子どもたちを病気にして、薬で儲けようという魂胆なのか、とすら勘ぐってしまう以上に、子どもたちがこのドリンク剤を手にする状況を想像すると背筋が寒くなる。子どもたちは自分で買って飲むのだろうか？　親が買い与えるのであろうか？　（塾）教師が手渡すのであろうか？　あきれる。情けない。哀しい。いったい日本ではどこまで子どもをないがしろにして、いじめれば気がすむのであろうか？　まったく子どもを守れない国だ。心が痛む。

ヒトの潜在能力を最大限にひきだす生き方

前頭葉は新皮質に属し、新皮質は辺縁系、さらには脳幹・間脳・基底核が存在したうえで出現した構造、という考え方がある。脳神経学者ポール・D・マクリーンが唱えた三位一体脳説だ。原始爬虫類脳は、脳幹、間脳（視床、視床下部）、基底核よりなり、旧哺乳類脳は辺縁系が加わり、新哺乳類脳はさらに新皮質をもっている、という、古い脳の上に新しい脳が付加されるという解剖学的な進化の方向の道筋を脳機能との関連で説明しようとした考え方だ。

原始爬虫類脳をもつ動物は、原始的な学習や記憶に基づいた、型にはまった行動をし、その行動は個体維持と種族保存に基本的なもの。旧哺乳類脳が有する辺縁系には情動の座があり、ステレオタイプな原始爬虫類脳の働きを、ある程度、柔軟に制御、そして新哺乳類脳が有する新皮質は、外界環境因子を分析し、高度の精神活動を行い、これは「認知過程」にもかかわってくる、とされる。筆者はこれら三つの脳を、命の脳・生きる脳、気持ちの脳・感じる脳、人智の脳・考える脳、と言い換えている。

本書で繰り返し述べてきたことは「快を求めよ」だ。しかし、いまの子どもたちが取り巻かれている環境は、動物の本質としての四快《よんかい》を求めることからは程遠い。行動規範が身体感覚から遊離しているのだ。プロローグでは「理屈で身体を支配しようとしている現代人の思考パターン」と述べたが、頭でっかちな行動規範とも言えよう。頭でっかちで身体感覚から遊離した行動規範は人智の脳・考える脳に基礎をおく学問体系だ。人智の脳・考える脳が生む知恵が大切であることは論をまたない。しかし朝の光を浴び、食べ、排泄をし、昼間に活動し、夜の光を浴びないことは、個体維持に基本的な行動であり、ヒトはこのような行動をとったときにその潜在能力を最大限に活用できるようプログラムされている可能性が高い。

もちろん多様性、個人差は当然あろう。またたしかに人智はすばらしく、また人は社会的な動物だ。しかしその前にヒトは周期二四時間の地球で生かされている動物だという謙虚さを忘れてはなるまい。人智の脳・考える脳の生む知恵は、個体維持の基本原則と矛盾してはなるまい。ただどうも最近の知恵（行動規範）は、このような自然の摂理（身体感覚――四快）との折り合いが十分にはついていない知恵、浅知恵が多すぎるのではないかと危惧する。

地球も自然、身体も自然

ヒトはあくまで周期二四時間の地球で生かされている、寝て食べて出すことでしか活動できない動物なのだ。そして身体こそもっとも身近な自然だ。自らの身体を大切にできないで、地球や宇宙の自然を語るなど奢《おご》り以外の何ものでもない。ここに集ったわれわれ仲間は、この単純な基本原則を忘れることのない社会にしようと行動している。この基本原則を忘れた社会は奢り高ぶった人間中心の世界だ。自然に対する恐れと謙虚さを人間は忘れるべきではない。この単純なことがなんと困難なことか。

しかし、それは決して不可能なことではないともわれわれは感じている。ぜひとも「自分の身体の声に耳を傾けるという習慣」に立ち戻ってほしい。頭でっかちではない、身体感覚――四快《よんかい》――と密接に結びついた行動規範を取り戻してほしい。このことが結局は実現可能でヒトにやさしい「工夫」となり、一人ひとりの充実した「生」につながろう。

『文藝春秋』二〇〇九年一〇月号掲載の有川一三氏の「ジュエリーの美に魅せられて」という文章のなかに「二十一世紀には、多くの生命体が生存しているこの環境をいかに維持するかというという地球中心の価値観としてのテラリズムが主流となることでしょう。」とあった。「地球（テラ）へ」という第二五回（一九七九年度）小学館漫画賞を受賞した竹宮恵子氏の長編ＳＦ漫画があったが、われわれの言わんとすることはまさにテラリズム（terralism）そのものといえよう。

まだまだこの文言は広く知られているとは言えない。しかしこれまではすぐに乾いてしまいがちであった滴も、いつしかあちらこちらで乾かず、着実にせせらぎとなり、そして流れとしてまとまり、集まり始めていると感じているのはわれわれだけであろうか。これこそがまさにカッサンドラの会の仲間の邂逅《かいこう》である。夢と志をもった仲間の出会いである。天動説的人間至上主義から抜け出した、あらたな価値観創造の潮流は確実に生まれはじめていると言えよう。

いまここに本書の刊行で発足を宣言したカッサンドラの会では、まずは四快、すなわち四快建ての建物を建てた。しかし実はさらなるフロアーの応募もある。快笑である。実際「笑い」が心身に好影響を与えることが医療面からも注目されている。神山の近刊、『ねむり学入門』の帯には、本書でもお世話になっている新曜社の塩浦社長のアイデアで、「眠る門には福来たる」とある。何が福を呼ぶのか、何快建てにまで成長するのか、楽しみはつきない。夢と志をもつことをわれわれだけで独占する気はない。当然ながら日本で生まれた子どもたちにも夢と志をもつことの大切さを伝えなければならない。これもまたわれわれの夢と志だ。

悲劇の王女の名前を会の名称に冠することには大きな抵抗もあった。しかしプロローグでもふれたように、われわれはカッサンドラの悲劇的な運命をたどることのないよう、自戒の念を込めてこの集まりをあえてカッサンドラの会と称することにした。われわれの運動がきっかけとなって、一〇〇年後には「カッサンドラ」の意味合いが変わっていることを夢想している。本書が「子ども」を考える皆様に、さまざまなあらたな視点からヒントを提供し、議論のきっかけとなり、今後に向けた処方箋につながることを祈念しつつ、筆を置く。

本書完成に至るまでの新曜社編集者の田中由美子さん、社長の塩浦暲氏のサポートに深謝します。

神山　潤

などにおけるトイレ調査・計画づくり，途上国のトイレ・衛生調査を実施。また，学校のトイレ空間を改善する活動，子どもたちにトイレやうんちの大切さを伝える活動を展開している。自らも王冠にマント姿の「うんち王子」として小学校に行く。2009年には，ＣＤ『うんちっち！のうた』を発売したほか，原宿の公衆トイレで「表参道トイレ美術館」を企画して話題になった。

著書に『元気のしるし 朝うんち』（共著，少年写真新聞社），『うんちさま』（金の星社），『水の知』（共著，化学同人）など。

中村和彦（なかむら・かずひこ）

1960年，山梨県生まれ。

山梨大学教育人間科学部教授。発育発達学，保健体育科教育学を専門とする。文部科学省中央教育審議会専門部会委員，文部科学省学習指導要領の改善に関する調査研究協力者会議委員，文部科学省幼児期運動指針策定委員会委員，日本体育協会ジュニアスポーツ指導員部会長，日本レクリエーション協会子どもの体力向上推進事業プロジェクトチーフ，日本トップリーグ連携機構「ボールであそぼう」プロジェクトチーフなどをつとめる。ＮＨＫ教育テレビ「からだであそぼ」「あさだ！からだ！」監修。

著書に『運動神経がよくなる本』（マキノ出版），『子どものからだが危ない！』（日本標準），『元気アップ！健康12ヵ月――子どものこころとからだ』（共著，日本標準）など。

瀧井宏臣（たきい・ひろおみ）

1958年，東京都生まれ。

ＮＨＫ社会部記者，国際協力活動を経て，1995年からフリーのルポライター。文明と人間をテーマに取材活動と社会活動を展開し，『世界』『現代』などにルポを発表してきた。息子がひどいアトピーを患ったのをきっかけに，2000年から子どもの生活と育ちについて取材し，問題提起している。小学校のＰＴＡ会長，おやじの会事務局長，地域懇談会会長などもつとめた。

著書に『こどもたちのライフハザード』（岩波書店），『「教育七五三」の現場から』（祥伝社新書），『パパがママになっちゃった』（ポプラ社）など。

執筆者紹介（執筆順）

井出留美（いで・るみ）

東京都生まれ。

ライオン（株）家庭科学研究所，JICA 青年海外協力隊員などを経て，1997年，日本ケロッグ（株）入社。2001～2006年の5年間，女子栄養大学社会人大学院で栄養学を学ぶ。2011年3月11日，自身の誕生日に発生した東日本大震災をきっかけに，被災地に支援物資を運搬する活動を始め，2011年9月，日本ケロッグ退職。「office 3.11」を立ち上げ，代表をつとめる。

博士（栄養学）。消費生活アドバイザー（内閣総理大臣及び経済産業大臣事業認定資格）。社団法人日本パブリックリレーションズ協会認定 PR プランナー。女子栄養大学非常勤講師。女子栄養大学栄養科学研究所客員研究員。

戦略的 PR コンサルティングや，ソーシャルメディア（Facebook など）を活用した食の PR，フードバンク活動に携わる NPO セカンドハーベスト・ジャパンの広報やプロジェクトマネジメント，講演，食育授業など，食と広報，社会貢献にかかわる幅広い分野で活動中。

宮島則子（みやじま・のりこ）

東京都生まれ。

1979年，東京都教育委員会公立学校栄養士となる。荒川区立汐入小学校・主査栄養士。東京とさいたまの食育推進ネットワーク会員。

学校と家庭，地域，社会をつなぐさまざまな食育活動を展開し，全国各地の食育研修会や食育フォーラムのパネリストとして「命・食・農を学ぶ」実践を精力的に広めてきた。1980年東京都学校給食優良校・1981年学校給食文部大臣賞・2003年東京都教育委員会職員表彰・2008年農林水産省「給食紀行プロジェクト」最優秀賞・日本畜産学会第110回大会動物介在教育コンクール最優秀賞受賞など。

東京都職員研修講師などをつとめるかたわら，子ども向け食育教材に多数かかわる。雑誌，新聞での連載多数。

著書に『ハートをつなぐおいしい食育』（教育図書），『給食ではじめる食育』（あかね書房）など。

加藤 篤（かとう・あつし）

1972年，愛知県生まれ。

まちづくりのシンクタンクを経て，現在，NPO 法人日本トイレ研究所代表理事。

野外フェスティバルや博覧会におけるトイレの企画・運営，山岳地や災害時

編者紹介

神山 潤（こうやま・じゅん）

1956年，東京都生まれ。

東京医科歯科大学大学院助教授，東京北社会保険病院院長を経て，2009年から公益社団法人地域医療振興協会東京ベイ・浦安市川医療センター管理者。

臨床睡眠医学，小児科一般，小児神経学を専門とする。

2002年４月に子どもの早起きをすすめる会開設に発起人の一人として参画，以来全国で講演活動を行う。

早寝早起き朝ごはん全国協議会，子どもの生活習慣確立東京都協議会に参画，東京都医師会次世代育成支援委員会では子どもの生活習慣確立事業を担当（2009年３月に答申）。

著訳書に『子どもの睡眠』（芽ばえ社），『睡眠の生理と臨床』（診断と治療社），『「夜ふかし」の脳科学』（中公新書ラクレ），『ねむりのはなし』（福音館書店，共訳），『ねむり学入門』（新曜社）など。

四快《よんかい》のすすめ
子どもの「快眠・快食・快便・快動」を取り戻す

初版第１刷発行　2011年10月31日©

編　者　神山　潤
発行者　塩浦　暲
発行所　株式会社　新曜社
〒101-0051　東京都千代田区神田神保町2-10
電話(03)3264-4973(代)・FAX(03)3239-2958
e-mail　info@shin-yo-sha.co.jp
URL　http://www.shin-yo-sha.co.jp/

印刷　亜細亜印刷　Printed in Japan
製本　難波製本

ISBN978-4-7885-1259-7　C0037